見逃しなく読める！

胸部X線画像診断Q&A

「人の肺（ハイ）」読影法と症例演習

山口 哲生（JR東京総合病院 呼吸器内科）

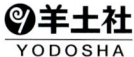

謹告

　本書に記載されている診断法・治療法に関しては，発行時点における最新の情報に基づき，正確を期するよう，著者ならびに出版社はそれぞれ最善の努力を払っております．しかし，医学，医療の進歩により，記載された内容が正確かつ完全ではなくなる場合もございます．したがって，実際の診断法・治療法で，熟知していない，あるいは汎用されていない新薬をはじめとする医薬品の使用，検査の実施および判読にあたっては，まず医薬品添付文書や機器および試薬の説明書で確認され，また診療技術に関しては十分考慮されたうえで，常に細心の注意を払われるようお願いいたします．

　本書記載の診断法・治療法・医薬品・検査法・疾患への適応などが，その後の医学研究ならびに医療の進歩により本書発行後に変更された場合，その診断法・治療法・医薬品・検査法・疾患への適応などによる不測の事故に対して，著者ならびに出版社はその責を負いかねますのでご了承ください．

序

　東京都渋谷区の肺がん検診で胸部X線写真の読影にたずさわって今年で20年になる．中野区の読影会も10年になった．読影会でいつも思うのは，胸部X線写真の奥深さ，読影指導の難しさ，である．最近は若手医師と一緒に読影する機会が増えたが，時間をかけてひととおり読影方法を解説したあとでも，「見えてほしい陰影」はなかなか見えるようになってくれない．また，たとえば「左の主気管支を指して」と言ってもなかなか正確には指してもらえない．「こんなに見えていないのか」と驚くことはしばしばである．しかし考えてみれば，系統的・理論的に読影方法を教えていなければ，またその繰り返し学習を行っていなければ，読めないのも無理はない．問題は，この奥深い胸部写真読影法を「いかに教えるか」にあるのだと気がついてきた．

　ではどうやって教えればよいか．一定の順序で，理論的に，胸部X線写真の重要なポイントをひととおり追える読み方である．長らく考えているうちにようやく「人のハイ（人の肺）読影法」なるものを考えついた．まずは「人」の字になっている太い気管支の流れと肺門部をみる．「の」の字で縦隔陰影を追う．「ハ」の字で肺尖部の左右差をみる．「い」の字で肺野を左右比べながら読影する．ついでに側面像も「の」の字でみる．語呂もよく，教えやすく学びやすいはずだ．目を動かす順序を決めれば正常構造物を把握しやすくなり，異常構造物も見逃しにくくなる．

　本書前半の基本編では主に「人のハイ」読影法について述べた．後半の実践編では，さまざまな呼吸器症状を呈するさまざまな疾患の症例をとりあげた．疾患に関して必要と思われる知識は解説以外にMemoとしても記した．また，各症例の初診時の胸部X線写真が著者の目にはどの

ように見えているのか，できるだけ忠実に示すために手書きの図でこれを示した．じっくりと症例を味わって，呼吸器病学の面白さ・奥深さを知っていただきたいと思う．

　なお，実践編でとりあげた症例は，「レジデントノート」内の「実践！　画像診断Q&A-このサインを見落とすな」にて掲載したものである．今後もさまざまな症例を取り上げていきたいと考えており，成書として続刊もまとめる予定である．

　最後に，筆の遅い私に根気よくつきあってくださった羊土社編集部の皆様に感謝申し上げたい．本書が胸部X線写真の読影を学ぶすべての方々に，少しでも役に立つことができれば幸いである．

2010年5月

山口哲生

見逃しなく読める！
胸部X線画像診断 Q&A
「人の肺(ハイ)」読影法と症例演習

序 ………………………………………………………………… 3

基礎編
「人の肺(ハイ)」読影法 〜見逃しのない胸部X線像の読み方

● 『人の肺(ハイ)』読影法とは ………………………………… 10
　① 胸部X線像読影術 ……………………………………… 10
　② 「人の肺(ハイ)」読影法 ……………………………… 12

『人』の字で読影 ……………………………………… 15

『人』の字で読むケーススタディ
　❶ 胸部異常陰影を指摘された1例 ……………………… 18
　❷ 喀血を主訴とした1例 ………………………………… 22
　❸ 職場健診で異常陰影を発見された59歳男性 ……… 26

『の』の字で読影 ……………………………………… 30

『の』の字で読むケーススタディ
　❶ 嗄声を主訴とする70歳男性 ………………………… 32

- ❷ 夜間の長引く咳嗽を主訴とした52歳女性 …………… 36
- ❸ 咳嗽, 微熱を主訴とする50歳女性 ………………… 40
- ❹ 肺野に多発性の結節陰影を呈する35歳女性 ………… 44
- ❺ 検診で異常陰影を指摘された19歳男性 ……………… 49
- ❻ 胸部異常陰影を指摘された32歳男性 ………………… 53
- ❼ 咳嗽と発熱を主訴とした41歳女性 …………………… 57

『ハ』の字で読影 …………………………………………… 61

『ハ』の字で読むケーススタディ
- ❶ 健診にて異常陰影を指摘された45歳男性 …………… 63

『い』の字で読影 …………………………………………… 67

『い』の字で読むケーススタディ
- ❶ 胸部X線像で異常陰影を指摘された62歳女性 ……… 69
- ❷ 検診で異常陰影を指摘された22歳女性 ……………… 73

側面像も『の』の字で読影 ……………………………… 77

側面像も『の』の字で読むケーススタディ
- ❶ 住民検診で胸部異常陰影を指摘された73歳男性 …… 79
- ❷ 胸部X線側面像で異常陰影を指摘された55歳女性 … 83

● シルエットサインと無気肺 …………………………… 87
- 1 シルエットサインとは? ……………………………… 87
- 2 サービコトラチックサインとは? …………………… 87

Contents

- ③ 無気肺 ……………………………………… 88
- ④ 症例提示 …………………………………… 93

実践編
読影力を身につける画像診断Q&A

1．発熱を主訴とする症例

- *Case 1* 喫煙後に発熱，咳嗽が出現した18歳女性 ………… 98
- *Case 2* 発熱，咳嗽，急激な呼吸困難で来院した
72歳男性 ……………………………………………… 104
- *Case 3* 発熱と息切れを訴える41歳男性 ………………… 110
- *Case 4* 発熱，呼吸困難を主訴とした39歳女性 ………… 116
- *Case 5* 発熱，呼吸困難，全身倦怠感を主訴とした
49歳男性 ……………………………………………… 122
- *Case 6* 全身倦怠感と発熱のみを訴える54歳男性 ……… 128
- *Case 7* 発熱を主訴とする19歳女性 ……………………… 134

2．咳嗽，痰を主訴とする症例

- *Case 1* 咳嗽と発熱を主訴とした41歳男性 ……………… 140
- *Case 2* 3カ月続く咳嗽と血痰を主訴とした30歳女性 … 146
- *Case 3* 呼吸困難を伴った咳嗽，喀痰を主訴とした
37歳男性 ……………………………………………… 152
- *Case 4* 2カ月に及ぶ咳嗽と嗄声を主訴とした61歳男性
………………………………………………………… 158
- *Case 5* 咳嗽と息切れを主訴とする56歳女性 …………… 164

Case 6	咳嗽，息切れ，肺の多発性空洞陰影を呈する77歳女性	170
Case 7	軽度の咳嗽と息切れを訴える64歳女性	176
Case 8	空洞を伴う塊状陰影を呈する53歳男性	182
Case 9	喀血を主訴とした20歳女性	188

3．息切れ，呼吸困難を主訴とする症例

Case 1	腰背部痛，息切れを主訴とする72歳女性	194
Case 2	息切れを主訴とした19歳女性	200
Case 3	息切れを訴える65歳男性	204
Case 4	呼吸困難を訴える34歳女性	208

- ● 主訴別にみる実践編掲載症例の一覧 …………… 214
- ● 略語一覧 …………… 216
- ● 索引 …………… 217

※ 本書では個人情報保護のため，本文中に記載されている年月日は実際のものとはなりますが，病状などの時間経過は実際に即して掲載をしております．

基礎編

「人の肺(ハイ)」読影法
～見逃しのない胸部X線像の読み方

- ●『人の肺(ハイ)』読影法とは …………………………… 10
- 『**人**』の字で読影 …………………………………… 15
- 『**の**』の字で読影 …………………………………… 30
- 『**ハ**』の字で読影 …………………………………… 61
- 『**い**』の字で読影 …………………………………… 67
- 側面像も『**の**』の字で読影 ……………………… 77
- ● シルエットサインと無気肺 ……………………… 87

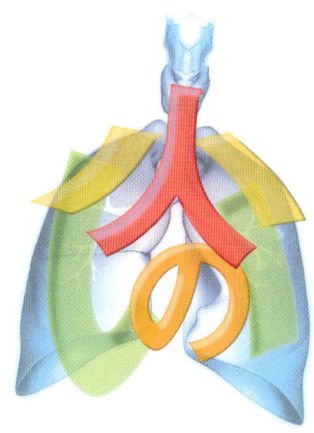

基礎編：「人の肺(ハイ)」読影法〜見逃しのない胸部X線像の読み方

●『人の肺(ハイ)』読影法とは

はじめに

　胸部単純X線写真（以後，胸部X線像）の読影は奥が深い．苦手意識をもつ人も多いと思う．しかし，入院時のルーチン検査として，あるいは診療所での即現写真としてなど，**いわば必須科目**としてついてくるものだ．胸部X線像での異常陰影見逃しによるトラブル，訴訟も多い．とくに呼吸器科以外の科に進む人たちは，読影方法を学ぶときが限られている．よって，本書で1度は胸部X線像読影方法を学び，どこに注意を払って読影するべきかを知って，決まった手順で読影する技術を習得してほしいと思う．

1 胸部X線像読影術

1）正常な胸部構造の解剖図

　胸部X線像読影のためには，正常の胸部構造の解剖を知っておくことが重要になる．ここでは言葉による詳しい解説は割愛して，気管・気管支（**図1**），大静脈（**図2**），心臓と大動脈（**図3**），肺動脈（**図4**），肺静脈（**図5**）の図を示す．胸部X線像は，これらの合成像（**図6**）であることを意識してもらいたい．また，読影に際して主にどこに着目するべきかを知っておくことが重要になる．

2）存在診断と質的診断

　胸部X線像の読影は，異常陰影を発見する**存在診断**（perception of an image）と，それを質的に解釈する**質的診断**（interpretation of that perception）の2段階からなっている[1]．後者も奥深いが，今，ここで求めたいのは前者，すなわち「存在診断」を見逃しなく行うための技術である．「ここの部分が何かおかしい」とさえ気がつけば，あとはCTで確かめることもできるし，他の医師に相談することもできる．存在診断ができれば及第点だ．

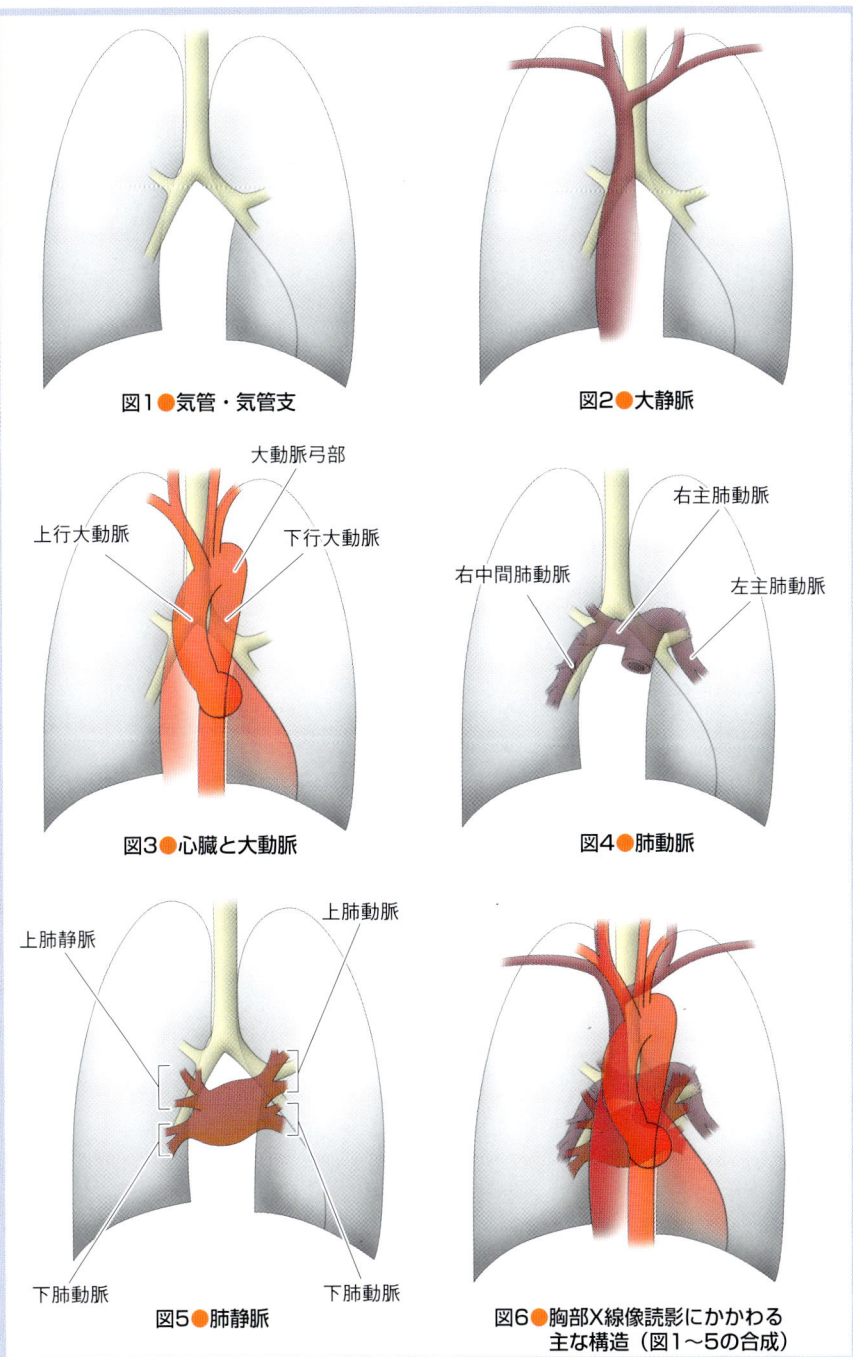

図1●気管・気管支

図2●大静脈

図3●心臓と大動脈
- 上行大動脈
- 大動脈弓部
- 下行大動脈

図4●肺動脈
- 右中間肺動脈
- 右主肺動脈
- 左主肺動脈

図5●肺静脈
- 上肺静脈
- 上肺動脈
- 下肺動脈
- 下肺動脈

図6●胸部X線像読影にかかわる主な構造（図1〜5の合成）

基礎編 ● 『人の肺』読影法とは

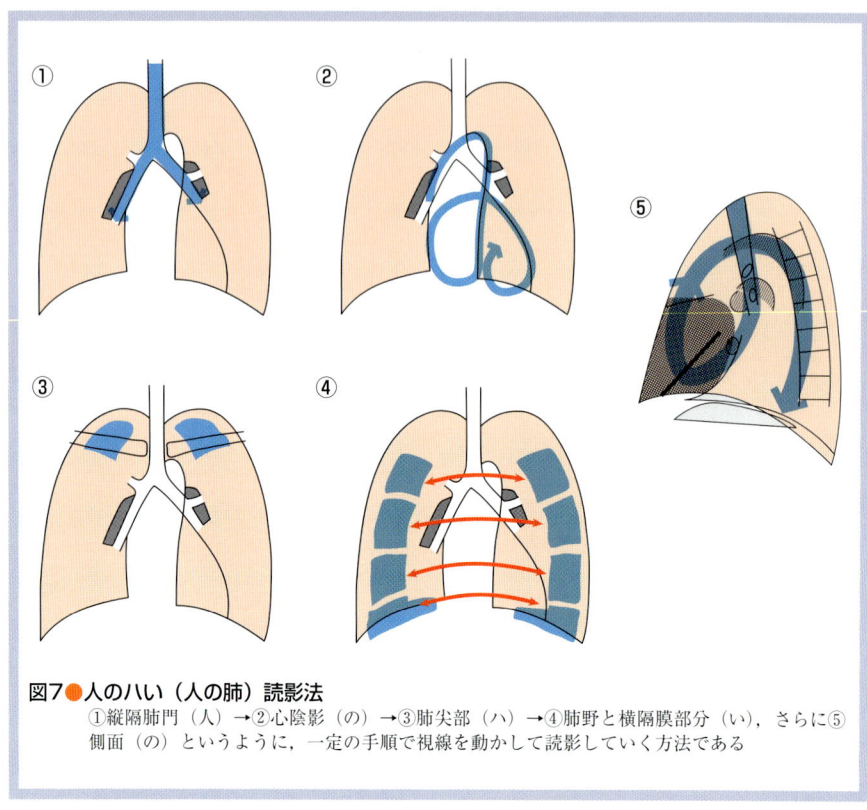

図7● 人のハい（人の肺）読影法
①縦隔肺門（人）→②心陰影（の）→③肺尖部（ハ）→④肺野と横隔膜部分（い），さらに⑤側面（の）というように，一定の手順で視線を動かして読影していく方法である

「存在診断」のための読影方法には2通りある．1つは視線の動かし方を決めて，胸部X線像のパーツを一定の順番で読んでいく方法（**direct search**），もう1つは全体を1度に見る方法（**global search**）である[2]．多くの専門家は各分野でglobal searchを行っているが，これはたくさんの経験に裏打ちされたもので，すぐにできるものではない．本書で身につけてもらいたいものは各パーツを一定の順番で読んでいくdirect search法である．direct search法を積み重ねていくうちにglobal search法も身についていく．

2 「人の肺」読影法

胸部X線像の読影において**見落としやすいのは**，**縦隔肺門や横隔膜の陰影に重なった部分やその近傍，および肺尖部，そして肺野の小さな陰影**である．

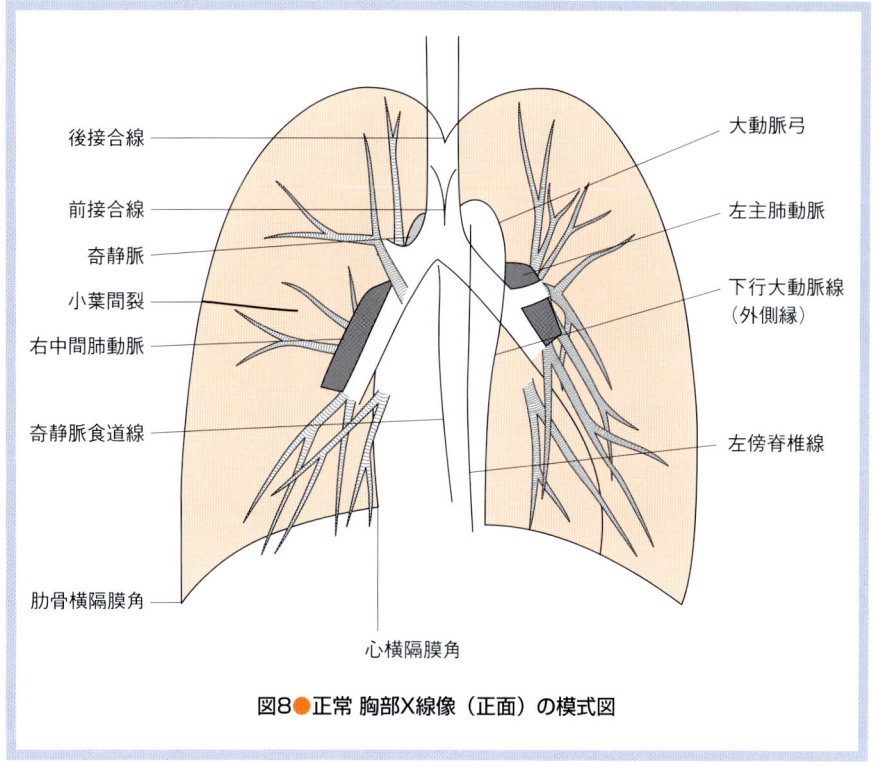

図8 ● 正常 胸部X線像（正面）の模式図

　長い間胸部X線像を読影してきて，どういう方法が，スムーズにこれらの要所をおさえながら読影するのに適しているかを考えてきた．「人の肺」読影法とは，「ひとのはい」の語呂にあわせて縦隔肺門→心陰影→肺尖部→肺野と横隔膜部分（図7）というように，一定の手順で視線を動かして読影していく方法である．「小三J」という読影方法などもあり，どれが優れているというものでもない．**一定の順番で，要所をおさえて確認しながら読影することが重要**で，その方法論を自分のなかで確立してもらえればよいのである．

　正常胸部単純X線像の正面像（図8）と側画像（図9）を参照しながら「人の肺」読影を実践していただきたい．

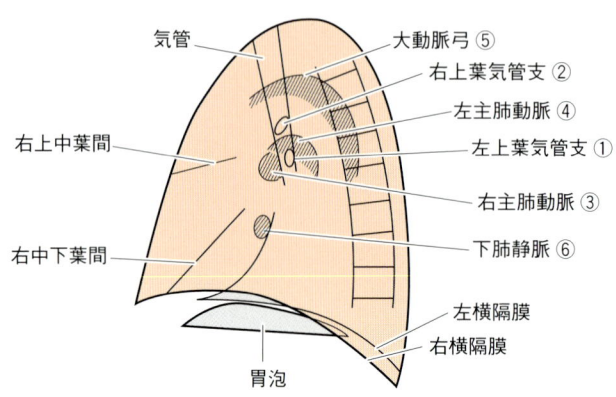

図9● 正常胸部X線像（側面）の模式図
左上葉気管支は胸郭縦径を2等分する位置から出るため，側面像の上下の真ん中・気管の下端に，丸い透亮像としてみえる（①）．右上葉気管支は左上葉気管支よりも1肋間高い位置からで出るので，側面象でみると左上葉気管支の少し上に丸い透亮像としてみえる（②）．右主肺動脈は正面像ではみえない．縦隔内を左右に走るので左上葉気管支②の前にその正接像が丸くみえる（③）．左主肺動脈（④）は左上葉気管支（①）を「乗り越え」る．そのようすは側面像でよく認識できる（④）．大動脈弓（⑤，大循環）と左主肺動脈（④，小循環）は相似形になっているのが側面像ではよくわかる．下肺静脈も正面像では縦隔陰影と重なってほぼ見えない．側面像では左房にはいる
正接像（⑥）が心臓後面に丸くみえることが多い．

文献

1）Pitman, A. G. : Perceptual error and the culture of open disclosure in Australian radiology. : Australas Radiol, 50 : 206-211, 2006
2）Fraser, R., et al. : Perception in chest radiography. : Fraser and Pare's Diagnosis of Diseases of the Chest. 4th edition (Fraser, R. et al. eds) ,275-280, WB Saunders Co., Philadelhia, 1999

基礎編：「人の肺」読影法〜見逃しのない胸部X線像の読み方

『人』の字で読影

■ 読影の流れ

　「人」の字の読影法では，気管と気管支の走行に注目する．気管（Tr）に全く偏位がなければ，脊椎の棘突起が透見できる．偏位や狭窄があるときには，（1）斜位撮影になっている，（2）胸郭が変形している，（3）大動脈弓部に圧排されている，（4）上前縦郭腫瘍がある，などの場合を考える．特に気管の右側の傍気管線（paratracheal line，図1 ━━ ）が消失している場合には，腫瘍やリンパ節腫大などの異常物の存在を疑う．

　「人（ヒト）」の字〔「入（はいる）」ではない〕に沿って**気管→右気管支**（右主気管支，上葉気管支，中間気管支幹）**→左気管支**（左主気管支，上葉気管支，下葉気管支）と追っていく．

1）右側の読影

　傍気管線から連続して「J」の字（図1 ━━ ）を形成して① **右主気管支と右上葉気管支**が出ること，その下に② **右中間気管支幹**が伸び，右中間気管支幹や同部位の後肋骨とほぼ同じ太さの③ **右中間肺動脈**が伴走することを確認する．はじめのうちは，「**(右)①，②，③**」（図2模式図）と3つを確認して読影する．

2）左側の読影

　同様に左側も① **左主気管支**から① **左上葉気管支**，② 左下葉枝，③ **左主肺動脈**を「**(左)①，②，③**」（図2模式図）と確認する．下行大動脈と**左主肺動脈**（または肺動脈幹）とのなす角は**AP window**（aorto-pulmonic window：図1 ━▶ ）と呼ばれ，正常では鋭角である．

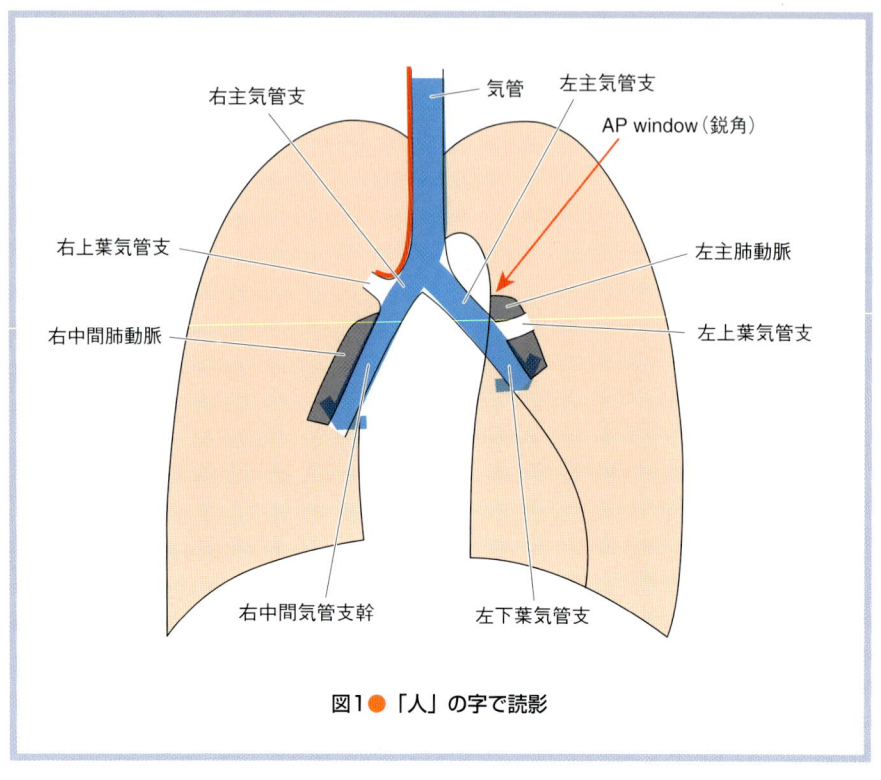

図1 ● 「人」の字で読影

3）右側と左側の違い

　左上葉気管支（**左①**）は，右上葉気管支（**右①**）よりも1肋間低い位置にあり，ちょうど左全肺の1/2の高さにある．側面像（基礎編14ページ図9参照）では，**右上葉気管支が左上葉気管支**よりも高くなっていることがわかる．肺動脈主幹は左主気管支の前で2つに分岐しているが（基礎編11ページ図4，6参照），右主肺動脈は縦隔陰影と重なっているので正面像では見えず，側面像で認められる．左主肺動脈は左主気管支を「乗り越える」ので，**左肺門（左主肺動脈）の位置は右肺門（右中間肺動脈）の位置よりも1肋間高くなる**．この位置関係を確認する．なお，肺野の容積が変化すると，それに伴って，肺門や主気管支の位置が上下する．

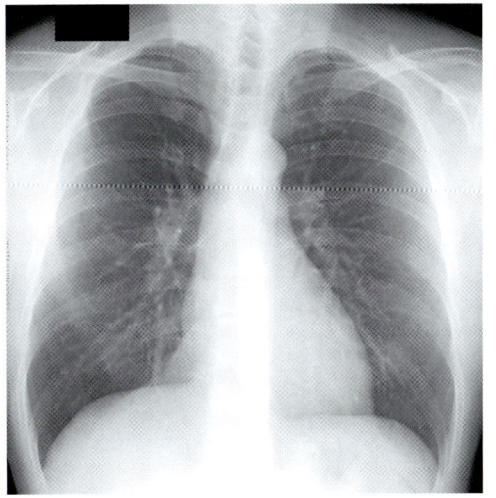
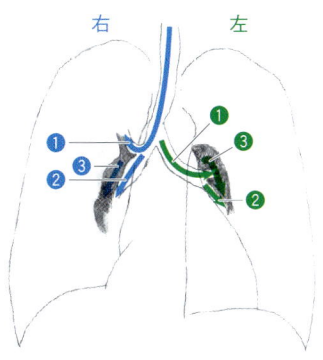

図2●正常

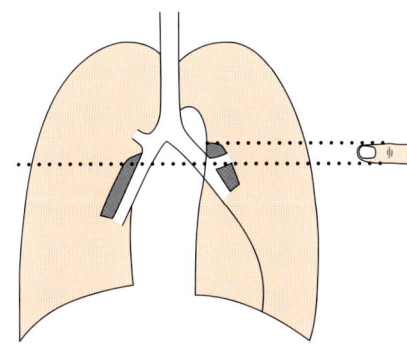

図3●左肺門と右肺門
左肺門は右肺門よりも1肋間（1横指）高い

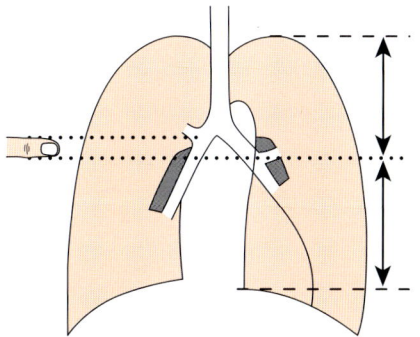

図4●左上葉支と右上葉支
左上葉支は右上葉支よりも1肋間（1横指）低い，かつ，左全肺を二分する位置にある

> **Memo**
>
> 「人」の字で読影：
> 「人」の字で読影する際にとくに気をつけるのは下記の6点である．
> 1) 気管の偏位，狭窄がないか
> 2) 傍気管線の確認
> 3) ① 右主気管支と右上葉枝，② 右中間気管支幹，③ 右中間肺動脈（②と③はほぼ同じ太さ）
> 4) ① 左主気管支と左上葉枝，② 左下葉枝，③ 左主肺動脈の確認
> 5) 左肺門（左主肺動脈）は右肺門（右中間肺動脈）よりも1肋間高い（図3）
> 6) 左上葉支は右上葉支よりも1肋間低く，かつ，左全肺の中央の高さにある（図4）

『人』の字で読むケーススタディ❶
胸部異常陰影を指摘された1例

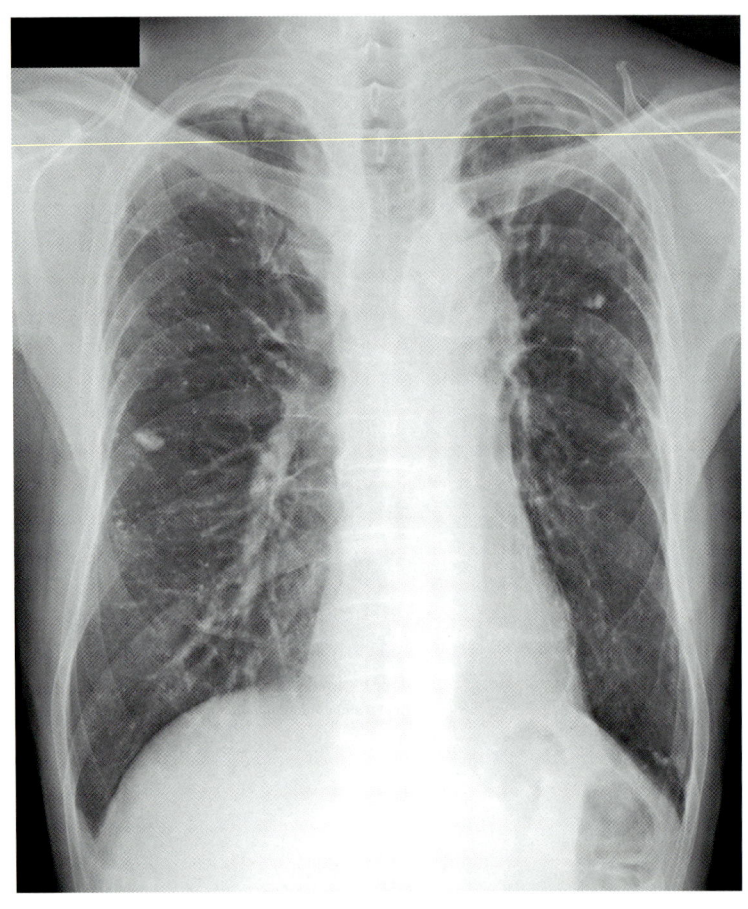

図1●胸部X線像

病歴（図1）

症　例：68歳　男性
病　歴：嗄声を主訴に来院された
喫煙歴：20本／日×50年
検査所見：CEA 2.4ng/mL（正常値＜5ng/mL），CYFRA 8.6ng/mL
　　　　　（正常値＜3.5ng/mL）

1 読影のポイント

『人』：傍気管線が消失している．腫瘤が気管を右方から圧排して気管の偏位がみられる

　胸部X線像の読影では，まず全体をパッと見て，それから順序だてて系統的に読影していく．

　まず，「人」の字に沿って，正面の気管と左右の気管支の透亮像，ならびにその周囲構造物（主に肺動脈）を見る（図2）．

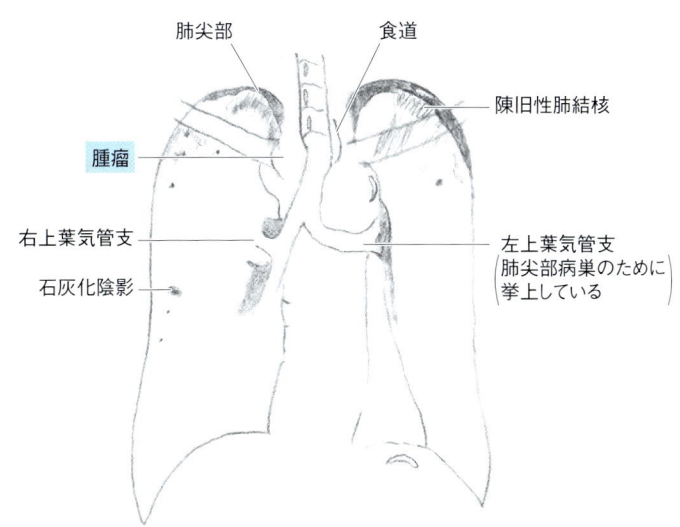

図2● 「人」の字で気管・気管支・肺動脈を見る

2 症例のポイント

　気管を見るときには，気管の透亮像と右傍気管線（図3）を見ることが大切である．右傍気管線は気管を正面からみた壁断端を示し，縦に厚い線となるが，本症例では，右傍気管線の消失（図4 ➡）があり，腫瘤（図4 ➡）が接していることがわかる．胸部CT像（図5）にてもこれが確認できる．

　主訴である嗄声の原因は，右縦隔の腫瘤による，右反回神経麻痺であった．また，検査所見におけるCYFRA（サイトケラチン19フラグメント）は，肺では扁平上皮癌に特異性の高い腫瘍マーカーである．

3 診断

　本症例は，① 右傍気管線の消失，② 気管の圧排・偏位，③ CYFRA高値から気管に接した縦隔型の扁平上皮癌と考えられる．

　抗癌剤〔CBDCA（カルボプラチン）＋PTX（パクリタキセル）〕を3コースと放射線治療を併用したが，1年6カ月後に転移にて死去された．

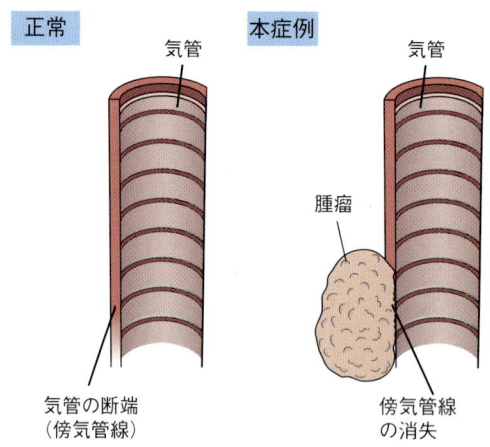

図3●傍気管線とその消失

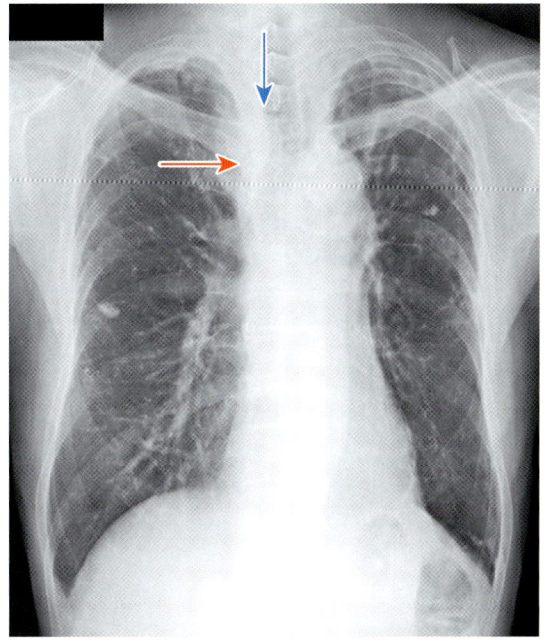

図4●胸部X線像:
　→:傍気管線の消失,
　→:腫瘍が気管を圧排

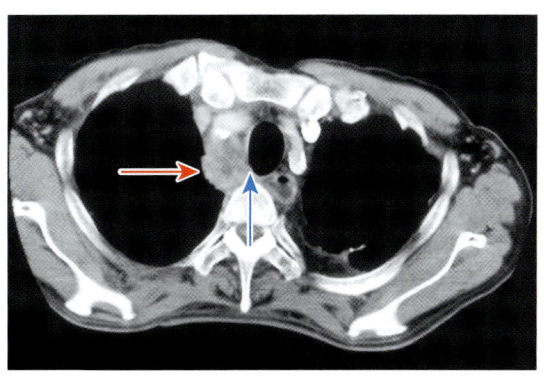

図5●胸部CT像
　→:傍気管線の消失,
　→:腫瘍が気管を圧排

Memo

肺非小細胞癌と肺小細胞癌:肺癌は,大きく肺非小細胞癌(non small cell lung cancer:NSCLC)と肺小細胞癌(small cell lung cancer:SCLC)に分けられる.一般にSCLCの進展は早いが化学療法や放射線療法の反応はよい.治療はこの2群で分けて対応する.腫瘍マーカーはCEAは腺癌,CYFRAは扁平上皮癌,ProGRPやNSEは肺小細胞癌に特異性が高い.

反回神経麻痺:反回神経は,胸腔内で迷走神経から分枝して,右は鎖骨下動脈,左は大動脈弓を回って,気管と食道の間の溝を通り,甲状腺のすぐ後ろを走って喉頭へいく.上記のいずれかの部位で傷害されると反回神経麻痺が生じる.

『人』の字で読むケーススタディ❷
喀血を主訴とした1例

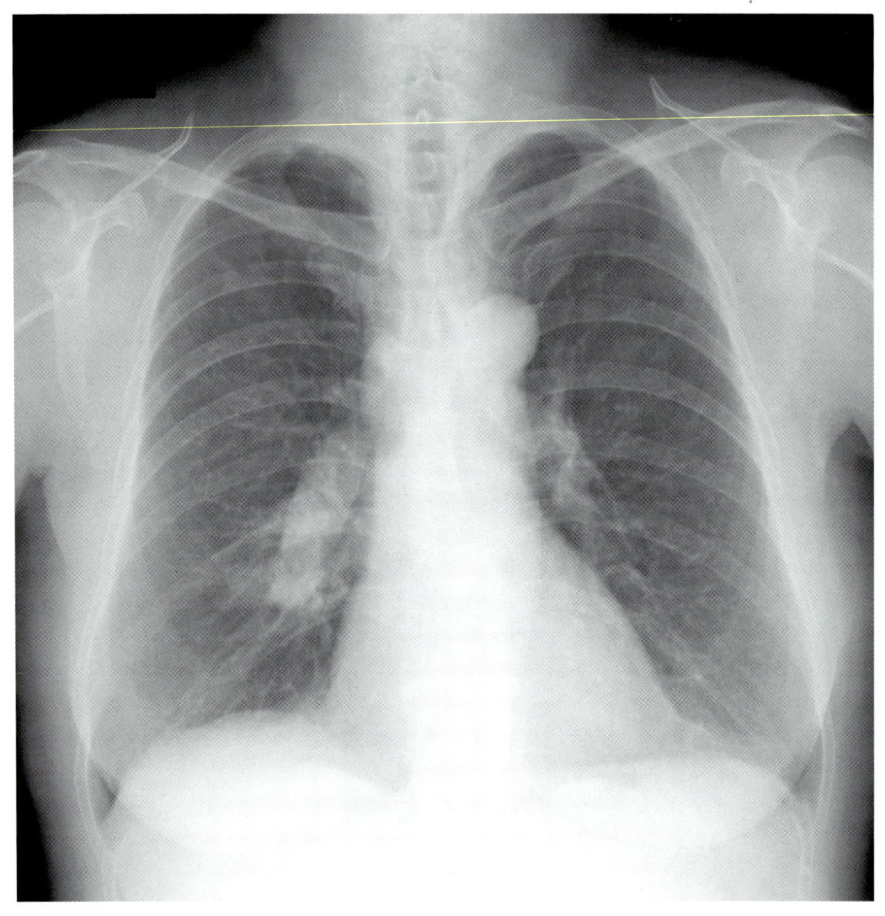

図1 ●胸部X線像

病歴（図1）

症　例：58歳　女性
病　歴：3カ月来の咳嗽と喀血を訴えて来院された

1 読影のポイント

『人』：
① 気管から，右主気管支→右中間気管支幹＋中間肺動脈，左主気管支→左上下葉気管支＋左主肺動脈を見る（図2）
② 気管は正常，傍気管線は見えるが，下部の縦隔リンパ節腫大部（図3 ❶ →）で途絶している
③ 右肺門（右中間肺動脈）の腫大（図3 ❷ →），その末端の腫瘤陰影（図3 ❸ →）

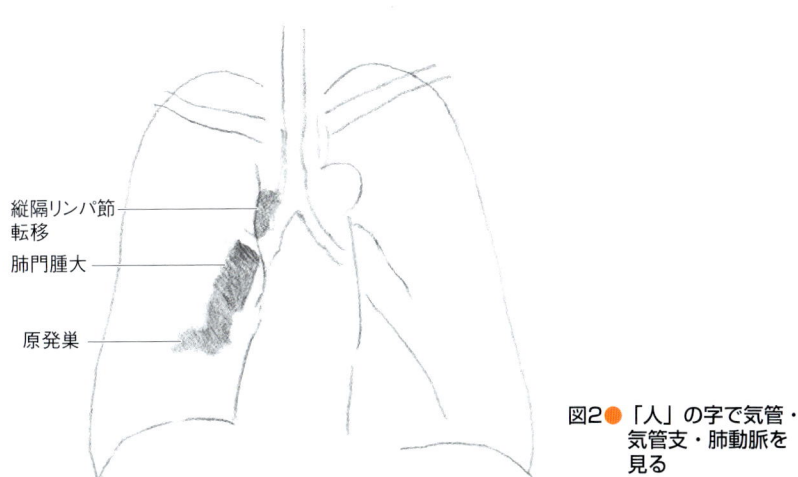

図2● 「人」の字で気管・気管支・肺動脈を見る

　右中間肺動脈の太さは15 mm以下が正常で，本症例（図3）では明らかに太い（リンパ節腫大あり❷ →）．またその末梢に腫瘤陰影がある（❸ →）．縦隔リンパ節も腫大して（❶ →），そこから傍気管線の消失（基礎編「人」の字で読むケーススタディ❶ の参照）が認められる．胸部CT像（図4，図5）では，肺野腫瘤（❶ →）と肺門リンパ節腫大（❷ →）縦隔リンパ節腫大（❸，❹ →）の腫大が認められる．

2 症例のポイント

　肺腫瘍疑い例での患者面接では，**喫煙歴**を必ず聴取する．本症例では10本／日×35年であった．また，次の手順にて検査を行う．

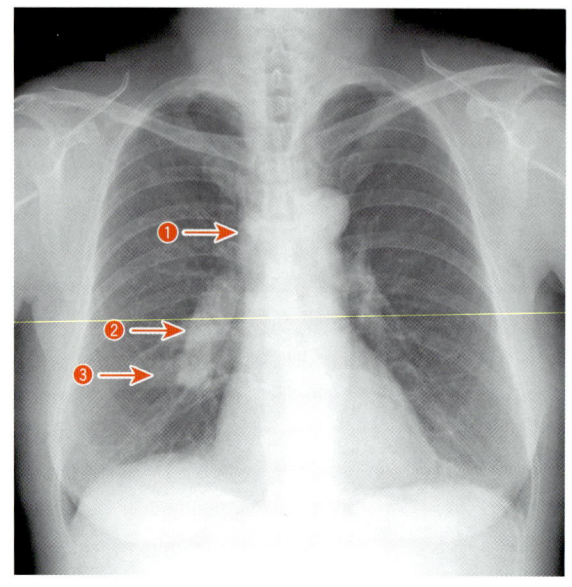

図3●来院時
　　胸部X線正面像

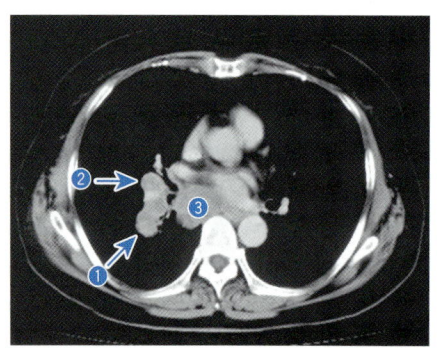

図4●胸部CT像：
　　肺野腫瘤と縦隔肺門リンパ節腫大

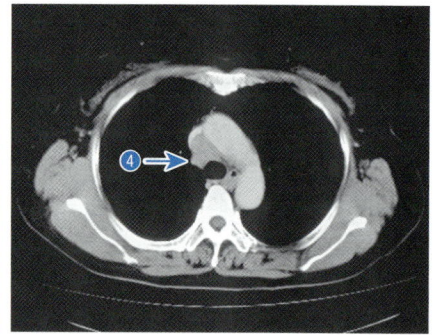

図5●胸部CT像：
　　気管分岐部縦隔リンパ節腫大

検査の手順：

　胸部X線像で異常があり，喫煙歴と喀血があること，肺門縦隔リンパ節が腫大していることから，胸部CT検査→喀痰細胞診→血液腫瘍マーカー→気管支鏡検査とすすめていく．本症例では喀痰細胞診で肺小細胞癌（small cell lung cancer：SCLC）と診断された．なお，腫瘍マーカーは正常値であった．

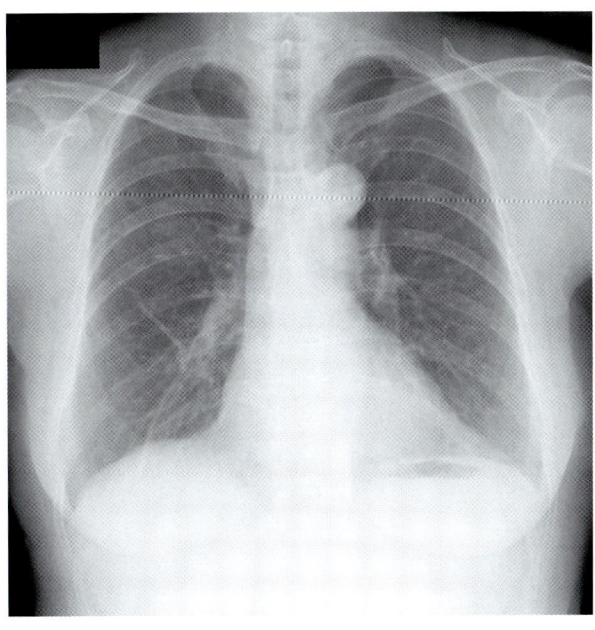

図6●完全寛解後の胸部X線正面像

3 診断

本症例の所見は，① **中肺野の結節状陰影**（右肺門陰影に連なっている），② **右肺門腫大**（リンパ節腫大），③ **右傍気管リンパ節の腫大**である．右肺末梢原発で，右肺門と縦隔リンパ節に転移・腫大を認めるSCLCの1例であった．

4 その後の治療

本症例は腫瘍が限局しているLD（limited disease）のSCLCであり，カルボプラチン（CBDCA）＋エトポシド（VP-16）の3コースに放射線同時併用療法を行い，一旦完全寛解を得た（**図6**）．図6と比較すると図1の異常がわかりやすい．

> **Memo**
> **SCLCの進展度の表現**：SCLCの進展が一側にとどまり，放射線治療の対象になるものをLD，広汎に広がり放射線治療対象にはならないものをED（extended disease）という．癌性胸水がある場合は，一側であっても放射線治療対象外であるためEDとして扱うことが多い．本症例では，LDであり，化学療法＋放射線療法（化学放射線療法）のよい適応である．

『人』の字で読むケーススタディ❸
職場健診で異常陰影を発見された59歳男性

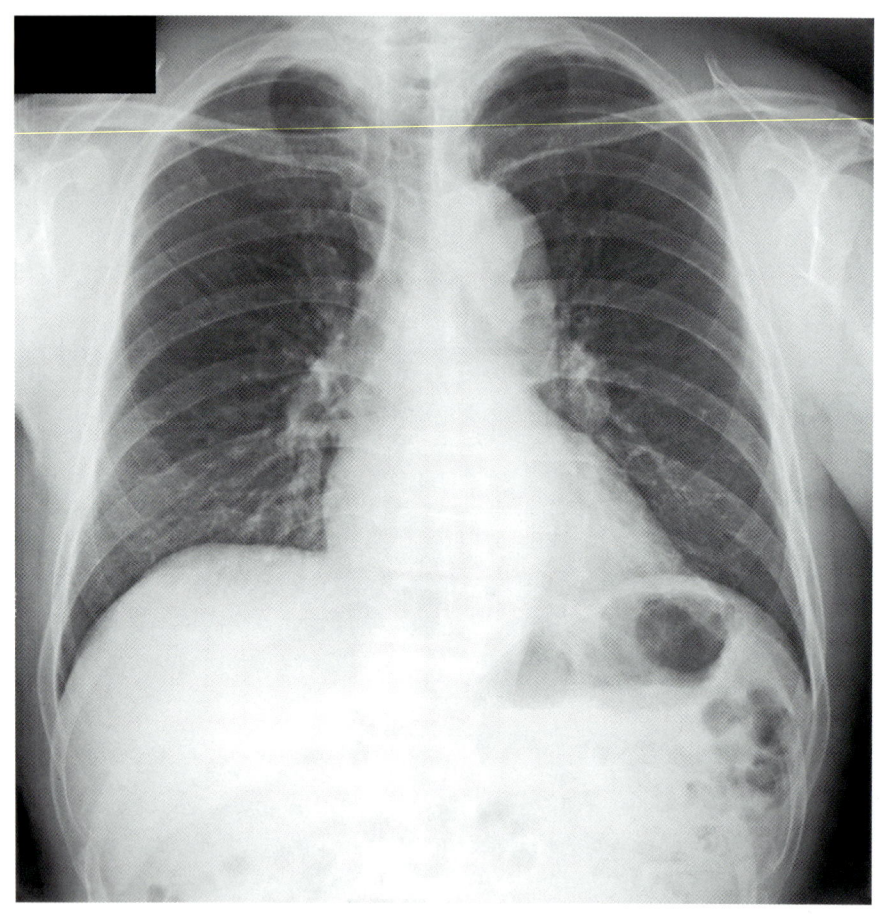

図1● 受診時 胸部X線像

> **病 歴**(図1)
> 症　例：59歳　男性
> 病　歴：職場健診で異常陰影を指摘されて当科を紹介受診された．とくに自覚症状はない
> 既往歴：とくになし
> 喫煙歴：20本／日×40年
> 身体所見：特になし
> 検査所見：血算生化学；とくになし

1 読影のポイント

『**人**』：左肺動脈（肺門部）に重なる腫瘤状陰影

　左主肺動脈は左主気管支を乗り越えるが，その乗り越える角度によって，見え方が異なる．本症例の左肺動脈の見え方はほぼ正常である．「人」の字で① 左主気管支＋左上葉枝，② 左下葉枝，③ 左主肺動脈とみるときに，**左主肺動脈下部の，丸く境された腫瘤状陰影**（図2，図3 ➡️）を見逃さないようにしてほしい．

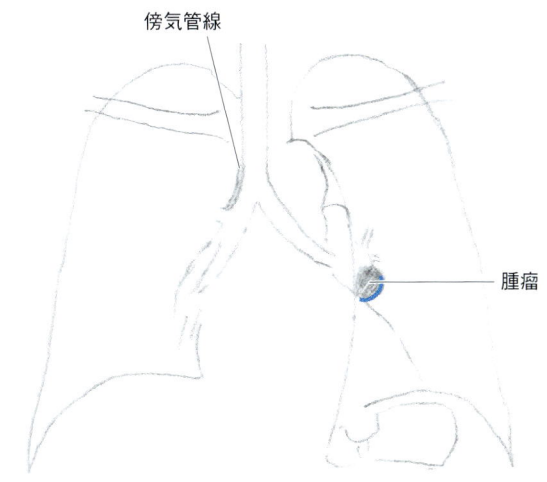

図2 ● 見落としてはいけない腫瘤状陰影
「人」の字で読影するときに，左主気管支から左肺動脈にかけて読影し，肺動脈に重なった腫瘤の存在を見逃さないようにする

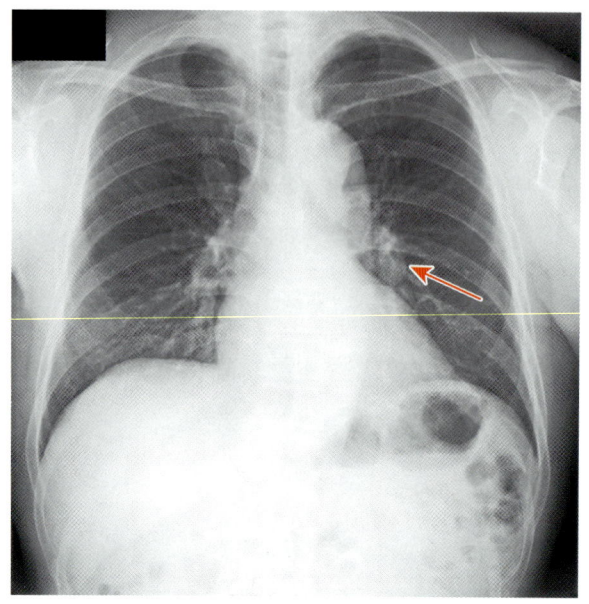

図3●受診時
　　　胸部X線正面像
　　左肺動脈下方の
　　腫瘤状陰影

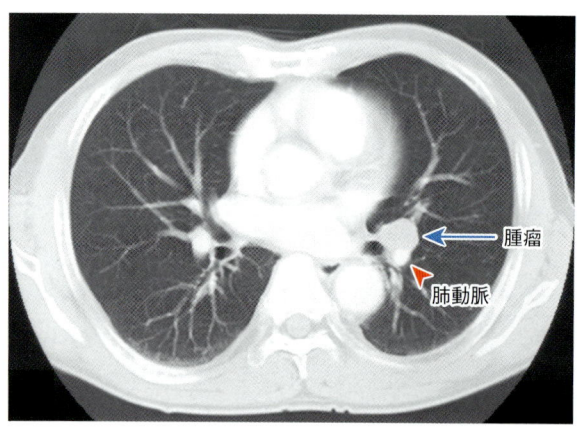

図4●造影胸部CT像
　　　（肺野条件）

　側面像では，明らかな異常を指摘することは難しかった．肺野条件の胸部CT像（図4）では，左肺動脈（▶）があり，その腹側（→）に腫瘤が認められる．

2 診断

本症例では，左上葉気管支の下方に，左主肺動脈に重なって腫瘤（図3 ➡）を認める．左肺動脈に重なった腫瘤状の肺癌の1例である．

3 症例のポイント

このような例では，左側の太い気管支の外側に腫瘤が存在するので普通の気管支鏡では到達することが難しい．最近は超音波気管支鏡（endo-bronchial ultrasonography：EBUS）を用いて経気管支的吸引針生検（transbronchial needle aspiration：TBNA）などを行って，比較的太い気管支外の腫瘤でも診断ができるようになってきている．本症例では手術によって腫瘤を摘出して肺腺癌の診断を得た．

4 その後の治療

手術で腫瘍を摘出し，化学療法や放射線療法を追加する．本症例では，T2N1M0 ⅡB期の診断で，化学療法と放射線療法を行った．

基礎編：「人の肺」読影法〜見逃しのない胸部X線像の読み方

「の」の字で読影

■ 読影の流れ

　肺門の主な読影の次は「の」の字の読影法で心臓陰影の周囲を読む（**基礎論11ページ図3，6参照**）．視線は右第一弓〔**上大静脈や上行大動脈**〕を上向きに開始して，**大動脈弓部→下行大動脈→右第2弓（右房）→左第3・4弓（左心室）→心臓の裏側**と追っていく（図1）．特に，**下行大動脈の線が上から下まで途切れずに追えること，心臓陰影の裏側に異常陰影がないことを確認すること**は大切である（正常の例：図2，異常の例：図3）．

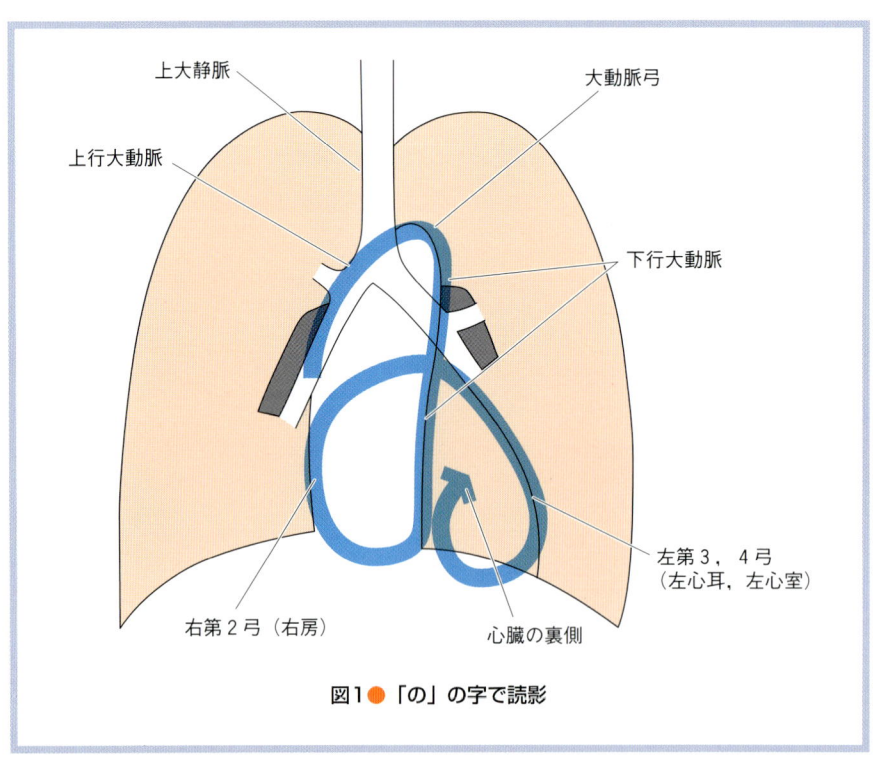

図1● 「の」の字で読影

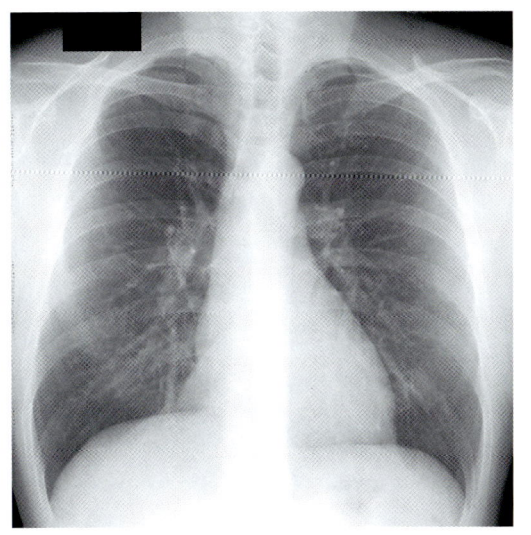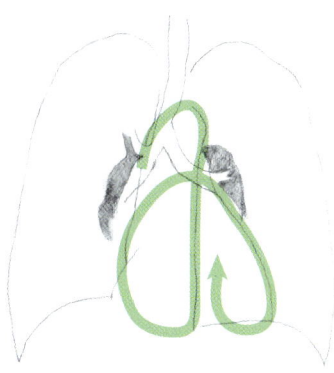

図2●正常

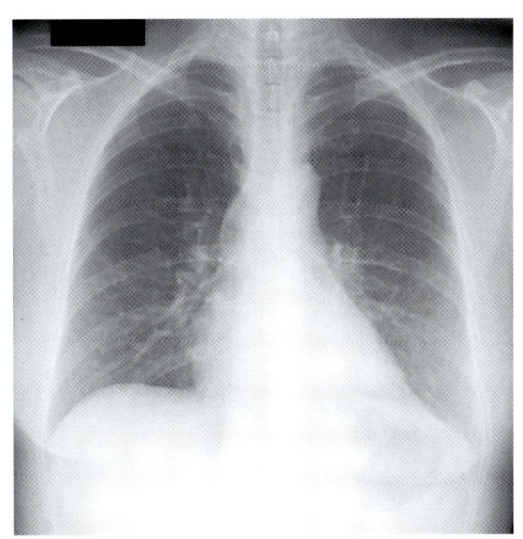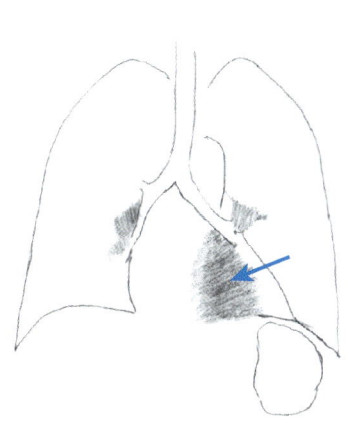

図3●異常
　「の」字で追うと，下行大動脈線の消失と心陰影に重なった腫瘍の存在（──→）が指摘される（左上葉気管支の下方偏位，左横隔膜の挙上がある）

『の』の字で読むケーススタディ❶
嗄声を主訴とする70歳男性

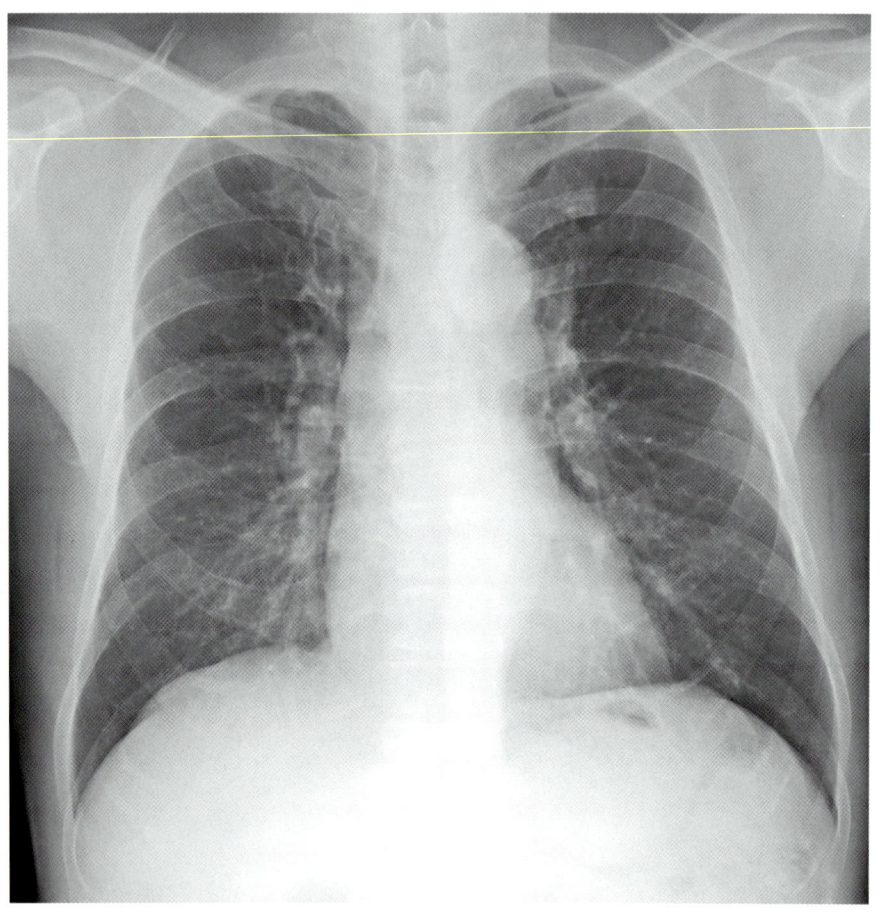

図1 当科初診時 胸部X線像

> **病歴**（図1）
> 症　例：70歳　男性
> 現病歴：前年5月に狭心症の診断でカテーテルインターベンション治療を受けた．翌年4月から乾性咳嗽，6月から嗄声が出現したために当科を紹介されて受診した
> 既往歴：前立腺肥大，狭心症
> 喫煙歴：20本／日×50年
> 身体所見：特記すべきことなし
> 検査所見：特記すべきことなし

1 読影のポイント

『**人**』：AP windowの腫瘤

『**の**』：AP windowの腫瘤

　「人」の字で読影するときに，左主気管支から左肺動脈にかけて読影する．また，「の」の字で読影するときに下行大動脈の線を追跡する．**「人」の字と「の」の字の交わるAP window〔AとPの交点（図2）〕は，とくに見落としやすく注意が必要である**（図2）．

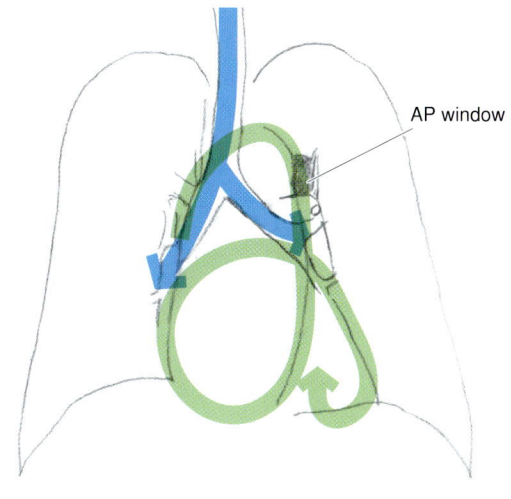

図2●要注意AP window

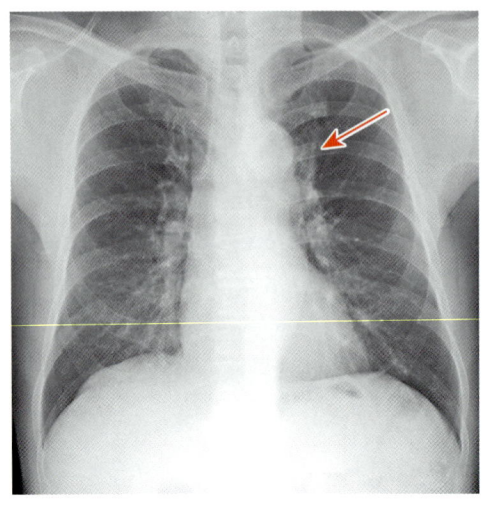 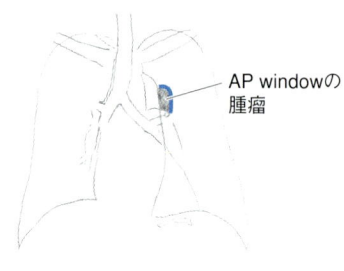

図3● 当科初診時 胸部X線像
(腫瘤あり)

2 症例のポイント

　嗄声の原因で最も多いのは，急性喉頭炎であろう．本症例のように上気道炎症状がなく，高齢者が2カ月間の咳嗽ののちに嗄声となった場合には，積極的に肺の悪性腫瘍の存在を考えて胸部X線像を読影する．喉頭鏡で見たところ，**左の声帯麻痺**があり，**左反回神経麻痺**と診断された．左反回神経に浸潤する腫瘍の存在を考えて，左上縦隔から左肺門にかけて特に注意をはらって読影する．

　AP windowに異常がないかということは常に注意をしなければならないが，左肺の血管と重なって読影の難しいところである．図3内ではAP windowに径 2cmの腫瘤（——▶）を認める．1年前の狭心症治療時の胸部X線像（図4）ではAP windowに異常が認められないため，この1年間で増殖した腫瘍であることがわかる．胸部CT像（図5 ——▶）でも，AP windowに腫瘍が認められる．気管支鏡検査で腺癌と診断された．

3 診断

　嗄声の原因確認のために喉頭鏡を施行し，胸部CT検査，喀痰細胞診，気管支鏡検査などを行う．本症例は，AP windowに発生し嗄声をきたした肺癌の1例である．

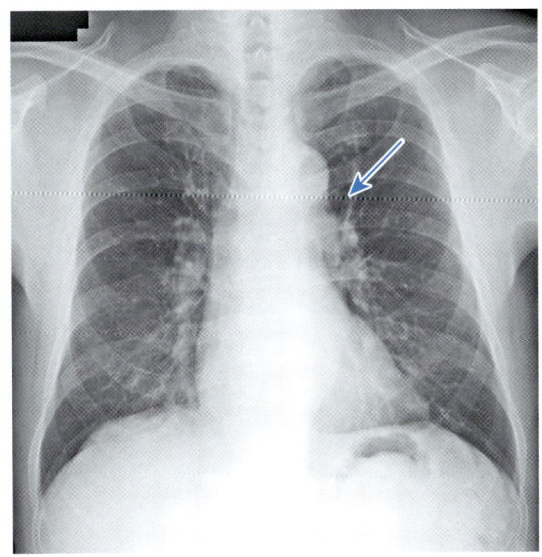

図4● 1年前の胸部X線像
　　　（腫瘤なし）

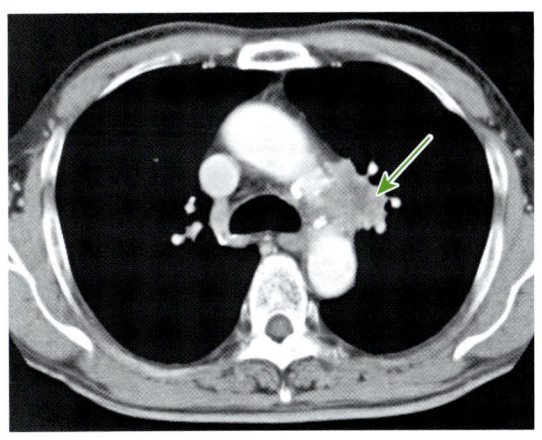

図5● AP window部位の
　　　胸部CT像

4 その後の治療

　本症例は，縦隔に浸潤があるため手術はできず，全身化学療法〔CBDCA（カルボプラチン）＋PAC（パクリタキセル）〕と放射線療法60 Gyを行った．一旦完全寛解して嗄声も改善したが，後に再発した．

『の』の字で読むケーススタディ❷
夜間の長引く咳嗽を主訴とした52歳女性

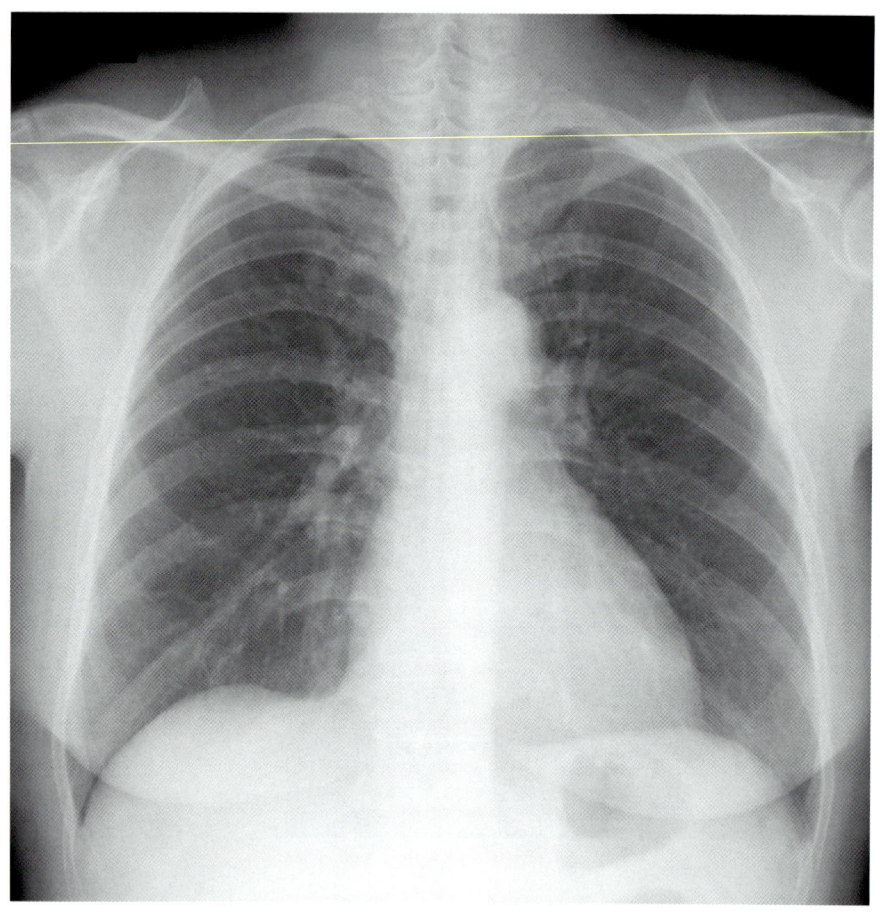

図1 ● 初診時 胸部X線像

病歴（図1）

症　例：52歳　女性

病　歴：1カ月前に咽頭痛，鼻汁などの感冒様症状があり，その後乾性咳嗽が続き近医を受診した．胸部X線像で異常を指摘され，当科を紹介受診された．咳嗽は，おもに夜布団に入ってから，あるいは明け方に多い．また，電話で話をしたときなどにせきこむという特徴がある

身体所見：特に異常なし

検査所見：血算生化学；白血球数 7,200/μL，CRP 0 mg/dL．
　　　　　　その他；腫瘍マーカーの上昇なし

1 読影のポイント

『の』：大動脈弓に重なった腫瘤

　図1を「の」の字で読影してみよう．「の」の字のはじまりである右第1弓（上大静脈や上行大動脈）は認められない．大動脈弓部は陰影が「濃く」[※1]なっていて下行大動脈への線が追いづらく，大動脈弓（図2 ❶ ➡）の外側にもう一本，腫瘤による異常な線（❷ ➡）があることがわかる．

　その後，下行大動脈の線，右第2弓，左3弓，左4弓，心臓の裏とみていくが，とくに異常はない．

　図3に正常の大動脈弓部の拡大X線像を示す．撮影条件にも左右されるが，正常の大動脈弓部は，図3のように肺組織や肋骨陰影が透見されるものである．図4は本症例の拡大像であるが，図3にくらべて大動脈弓部の陰影が濃く見えることがわかる．

Memo

※1：陰影が「濃い」という表現は会話では使用されるが，学術用語としては推奨されない．正しくは，「**X線透過度の低下（radiopaque）**」あるいは，「**X線不透過性（radio-opacity）の上昇（亢進）**」というべきところであるが，長くなるためにこのように表現されることがある．

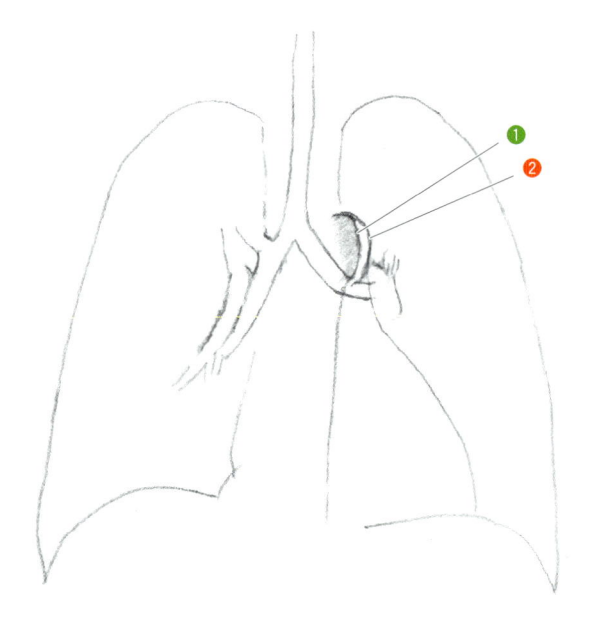

図2● 初診時 胸部X線正面像
大動脈弓部の異常陰影

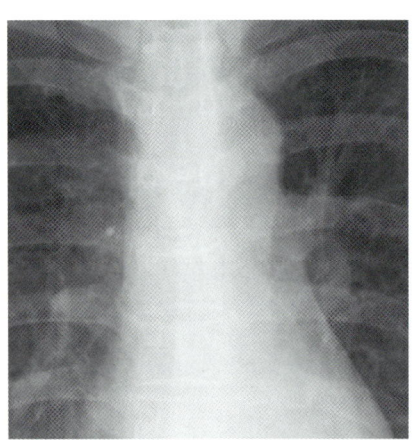

図3● 正常の大動脈弓部

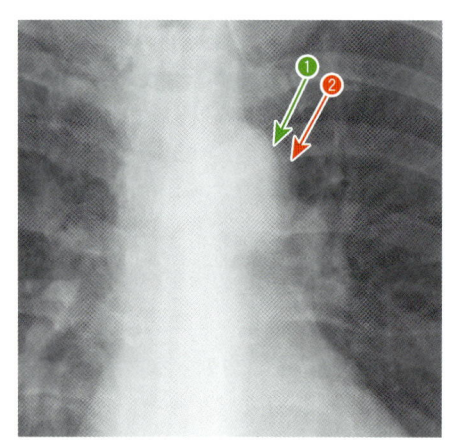

図4● 本症例の大動脈弓部

2 症例のポイント

　図5の縦隔条件の胸部CT像では，大動脈弓部の前側に腫瘤陰影が認められる（❸ →）．下行大動脈には接していないので，この線をシルエット・アウトさせるものではないが，充実性の腫瘤が重なっているために陰影が濃くな

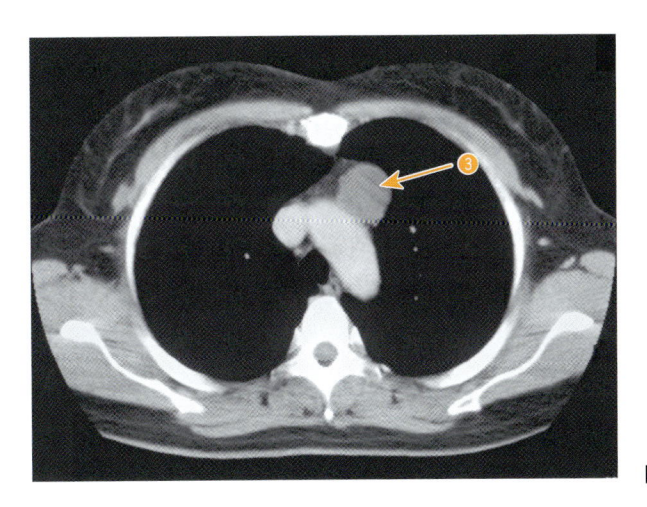

図5 ● 縦隔条件の胸部CT像

り，肺，肋骨，下行大動脈線などが透見されづらくなっている．

また，本症例の咳嗽と胸部陰影とは関係あるのだろうか？ 本症例の咳嗽は温度の変化や発声など非特異的な刺激で誘発されるもので，腫瘤による咳嗽ではない．

3 診断

本腫瘤は切除され，組織学的には**血管腫（hemangioma）**であった．血管腫やリンパ管腫（lymphangioma）は比較的稀であり，このような腫瘤陰影を呈することがある．

4 その後の経過

良性の腫瘍であり，切除後再発なく経過している．

『の』の字で読むケーススタディ❸
咳嗽，微熱を主訴とする50歳女性

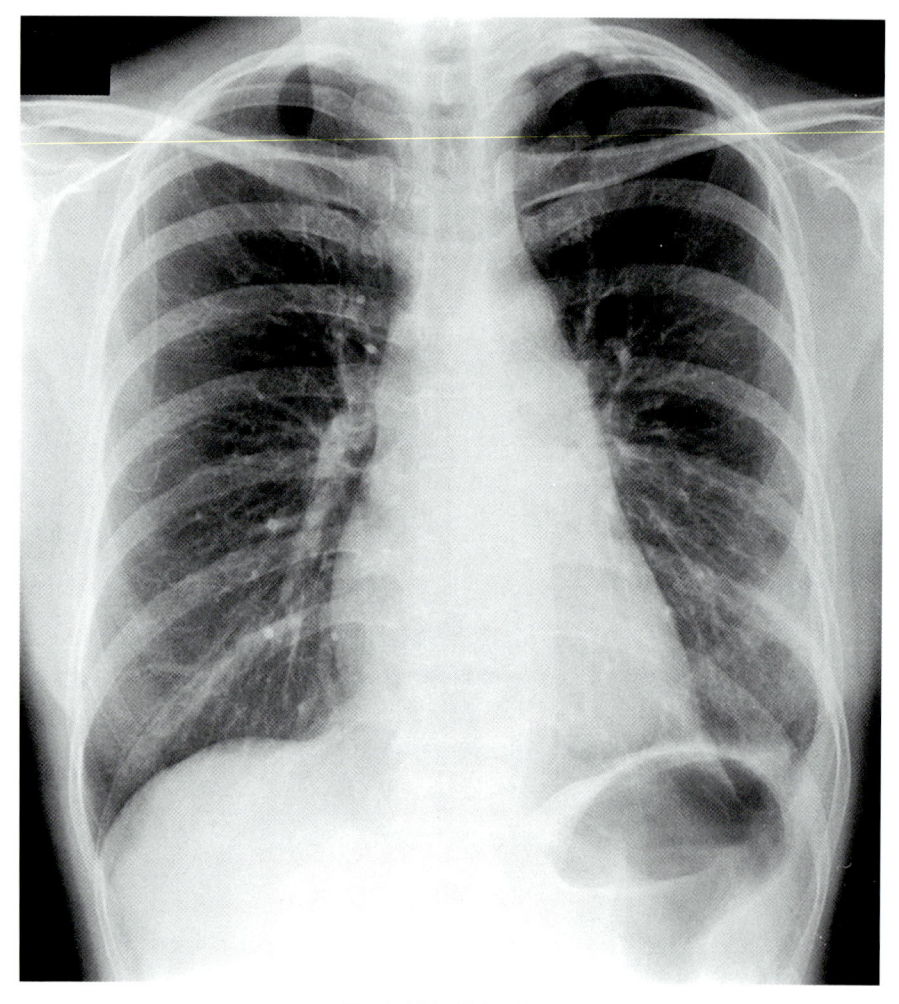

図1 ● 症例の胸部X線像

病 歴（図1）

症　例：50歳　女性
病　歴：約5カ月前に38℃発熱，咳嗽出現．近医で肺炎と診断され一旦は抗生剤で改善したが，微熱が続き咳嗽が強くなってきたため当科を受診した．
喫煙歴：なし
家族歴：父　胆管癌，祖父　胃癌
身体所見：リンパ節触知せず．他に特記すべき所見なし

1 読影のポイント

『**へ**』：左の主気管支の透亮像がよくみえない
『**の**』：左肺門部腫瘤．下行大動脈線の消失
『**い**』：左下胸膜直下の陰影

　水とほぼ同じX線減弱度をもつ病変が相接して存在すると，その境界は不鮮明になる．しかし，間に空気を挟んで前後するとその境界は明らかになる（シルエットサインについては**基礎編 87ページ**参照，**図2**）．**図2A**のように腫瘤に接した下行大動脈の外縁は消失する（**シルエットサイン陽性**）．**図2B**では下行大動脈と腫瘤は接していないため，（**シルエットサイン陰性**）（下行大動脈の外縁線が見える）．

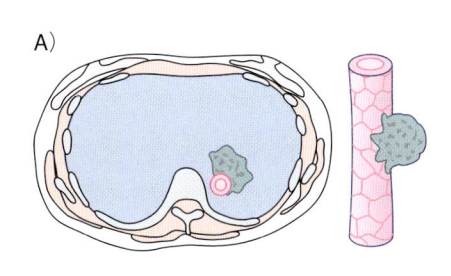

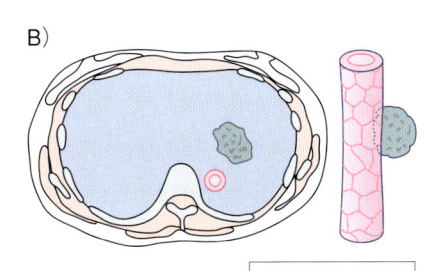

図2● シルエットサイン
A）シルエットサイン陽性，B）シルエットサイン陰性

◎ 下行大動脈
　 腫瘤

基礎編　『の』の字で読影

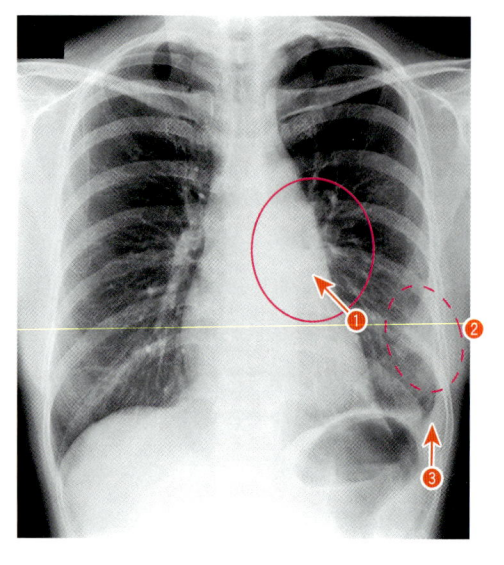

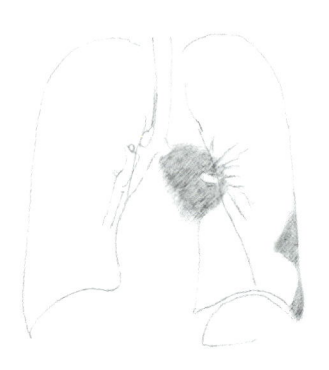

図3●症例の胸部X線像
左肺内部腫瘤陰影，左胸壁直下のコンソリデーションと左CP angleの鈍化

2 症例のポイント

　　左肺門部，左主気管支周囲に下行大動脈と接して腫瘤陰影（❶○）を認める．また，左胸壁直下のコンソリデーション（❷ ）を認め，**左の肋骨横隔膜角（cost-phrenic angle：CP angle）が鈍化**（❸→）している（図3）．
　　胸部CT像（図4）では，左下葉気管支をとりまいて，下行大動脈に接した腫瘤を認める（図4→）．

3 診断

　　本症例は，経気管支吸引細胞診で原発性肺癌（肺腺癌，図5）と診断した．**腫瘤と下行大動脈とのシルエットサイン陽性**の1例である．❷が原発巣，❶は肺門部への転移巣，❸は胸膜播種像であろう．また，脳転移，骨転移を認めた．CEAは430 ng/mLと著増し，その後約3カ月の経過で胸水・心嚢水が出現した．本人，家族の希望で化学療法は行わなかった．

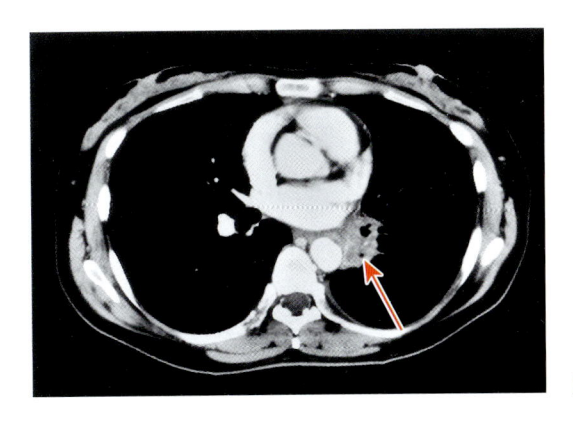

図4● 胸部CT像

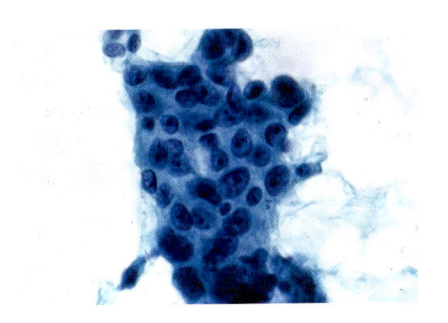

図5● 肺腺癌，経気管支吸引細胞診
乳頭状の集塊がみられ，辺縁は重積性の核が不規則に盛り上がる．核の大小不同や位置の不同がみられる．大型の目立つ核小体が特徴的である

4 その後の経過

約半年の経過で他界された．

Memo

心臓の陰影に隠れた，下行大動脈に接する陰影は見落とされがちであり，要注意である．

『の』の字で読むケーススタディ ❹
肺野に多発性の結節陰影を呈する35歳女性

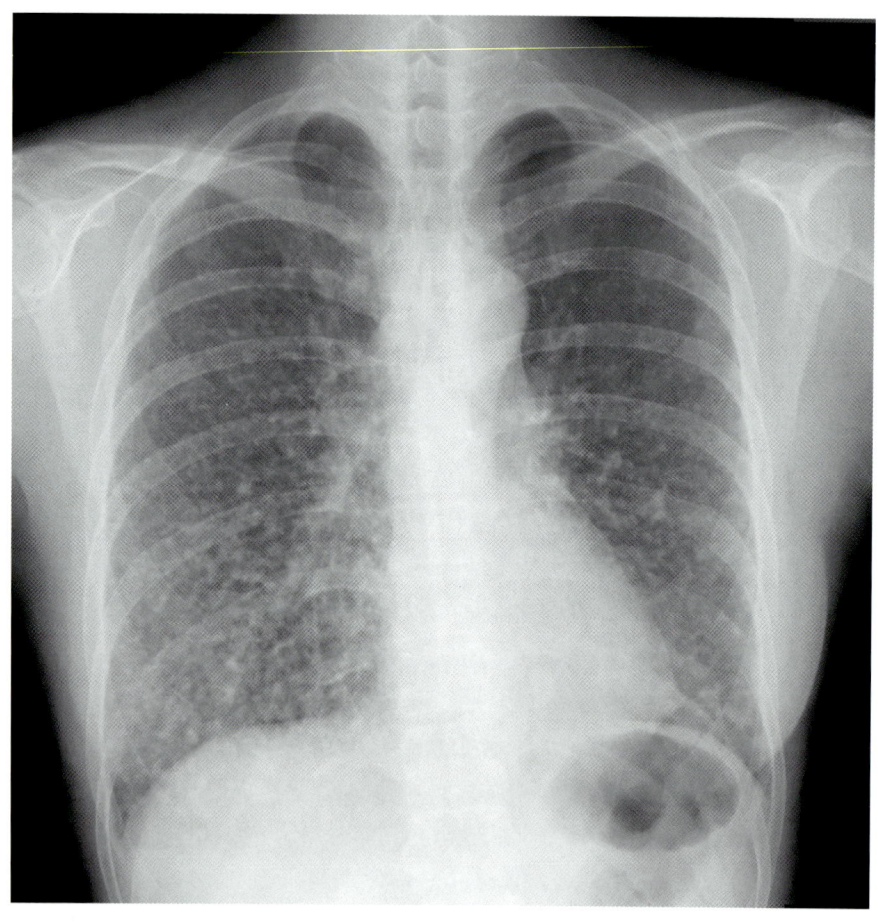

図1 ● 外来初診時 胸部X線像

病歴（図1）

症　例：35歳　女性
病　歴：生来健康．2001年11月から乾性咳嗽と息切れがあり，近医の投薬治療で改善せず，また，胸部の異常陰影を指摘された．2カ月で5kgの体重減少あり，その年の12月末に当科を紹介され受診した．
身体所見：発熱なし．胸部聴診上も異常を認めない．その他，身体所見で特記すべきことはない
検査所見：CRPは陰性で，腫瘍マーカー（CEA，シフラ21-1，ProGRP）はすべて陰性であった

1 読影のポイント

- 『**人**』：縦隔リンパ節腫大（図3 ──▶）が指摘される
- 『**の**』：下行大動脈線の一部（図3 ……）がシルエットアウトしている
- 『**い**』：全肺びまん性の大小の結節状陰影

　胸部X線像では，まっさきに全肺多発性小結節性陰影が目に入るが，それだけで終了せず，「人のハい」に従って全体を基本どおりに読影する．肺野陰影は，全肺野びまん性の，とくに下肺野優位の**大小の結節状陰影**である（図3）．これだけで**転移性肺癌**を疑わせる所見である．全肺のびまん性の小結節性陰影を呈する疾患として粟粒結核なども鑑別にあがるが，**粟粒結核の場合には，①多くが発熱を有する，②撒布された結節性陰影がもっと小さくサイズがそろっている（小粒状陰影）**，という特徴がある．本症例のように発熱がなく，**結節影に大小がある場合には転移性肺癌をまず考える**．両者とも陰影の分布はランダムであり，血行性撒布であることを意味している．

　原発巣の検索では，全身のあらゆる臓器が対象になるが，やはり一番多い原発巣は肺である．「の」の字の読影法でよく見ると，下行大動脈の一部がシルエットアウトしてそこに腫瘤が形成されていることがわかる（図2，図3 ……）．同部位が原発巣であろうと推定される（図4 ──▶）．

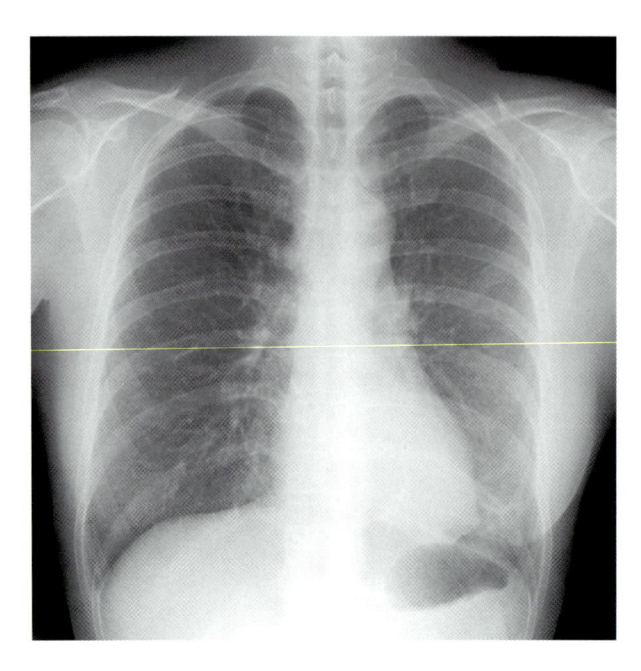

図2 **1年前の胸部X線**
咳嗽をうったえて受診した近医の画像．すでに下行大動脈に接した腫瘤があることがわかる（一部のシルエットアウト）

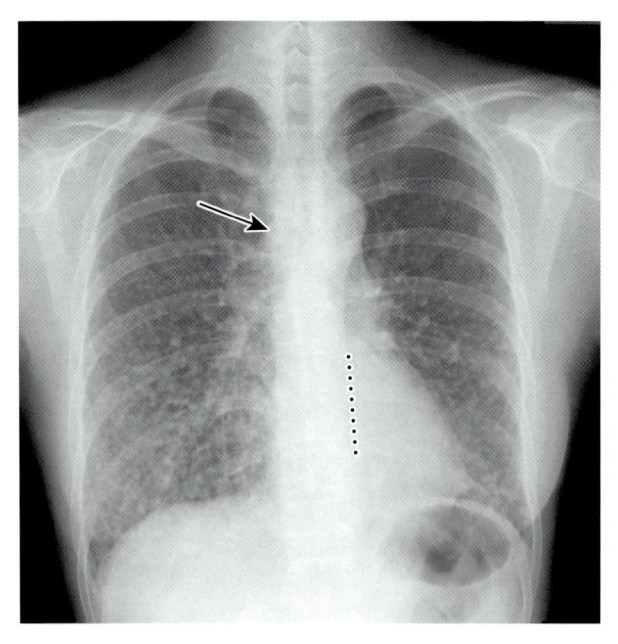

図3 **外来初診時の胸部X線正面像**
びまん性の大小の結節状陰影と下行大動脈一部のシルエットアウト

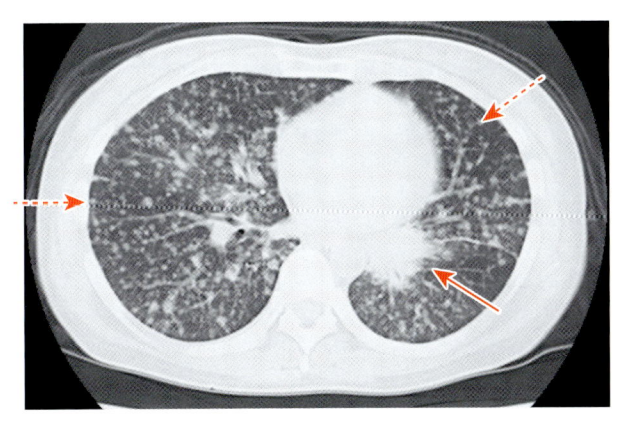

図4● 左下葉腫瘤の胸部CT像
腫瘤は下行大動脈に接している（──▶）．
肺野には結節状陰影のランダムなびまん性の撒布がみられる（--‑▶）

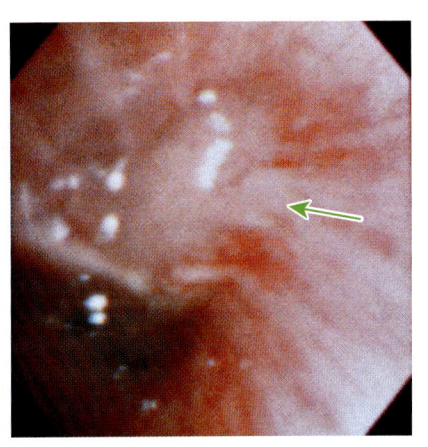

図5● 気管支鏡像
左B¹⁰気管支入口部に形成された腫瘍（──▶）．肺腺癌

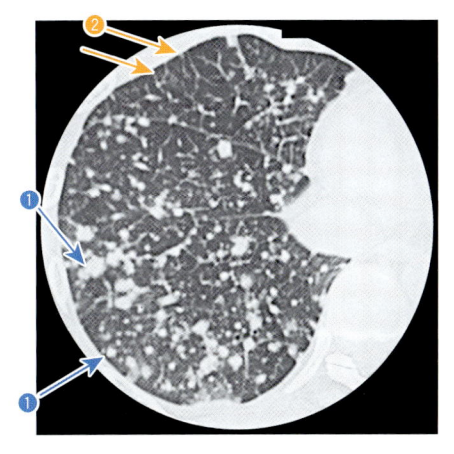

図6● 右肺野のHRCT像
ランダムに分布する大小の結節状陰影（❶ ──▶）と，細い線状陰影（小葉間隔壁の肥厚）の多発（❷ ──▶）を認める

2 症例のポイント

　気管支鏡検査所見では，左肺底部B¹⁰の入口部を閉塞する腫瘤が認められ（図5），同部位の穿刺細胞診で腺癌と診断された．HRCT像では結節状陰影（❶ ──▶）以外に，小葉間隔壁肥厚などの経リンパ行性進展を示す線状陰影（❷ ──▶）が多発していることがわかる（図6）．これは癌性リンパ管症の像であり，経気管支肺生検（transbronchial lung biopsy：TBLB）でリンパ管内にも小血管内にも癌細胞が存在すること（リンパ行性＋血行性転移）が確かめられた．

3 診断

　　40歳以下の若年者の原発性肺癌はほとんどが腺癌である．本症例は，心陰影の裏側で下行大動脈に接した部位に原発巣を有する多発性転移性肺癌である．

4 その後の経過

　　本症例ではCBDCA（カルボプラチン）＋PAC（パクリタキセル）の治療で，陰影は一旦改善したが，その後再発した．

『の』の字で読むケーススタディ ❺
検診で異常陰影を指摘された19歳男性

基礎編

『の』の字で読影

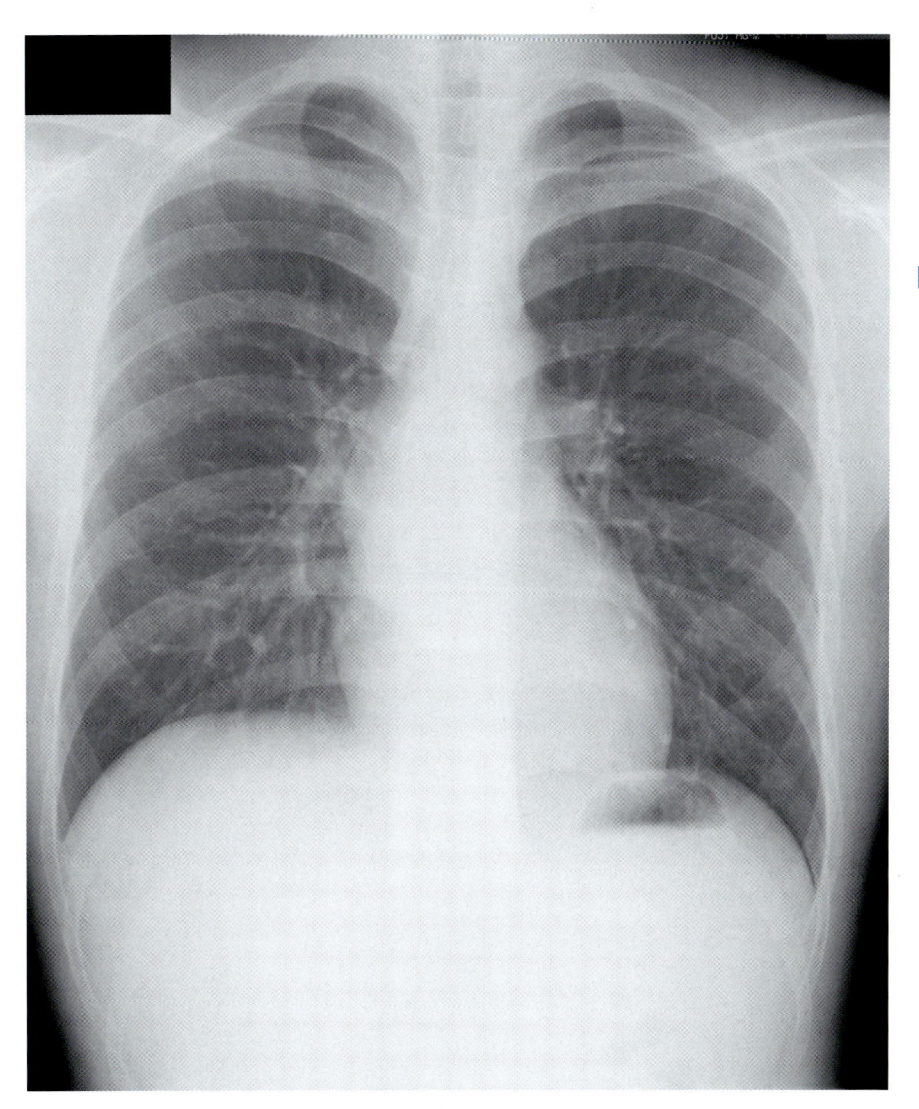

図1 ● 初診時 胸部X線正面像

> **病 歴**（図1）
> 症　例：19歳　男性
> 病　歴：生来健康．健康診断の胸部X線像にて異常を指摘された
> 身体所見：とくに異常なし
> 検査所見：血算生化学；白血球数 5,800/μL，CRP 0.02 mg/dL．その他；腫瘍マーカーの上昇なし

1 読影のポイント

『**人**』：傍気管線が厚くなっている

『**の**』：右縦隔に半円形の腫瘤陰影を認める

　縦隔に接した陰影の読影は注意を要する．**図2**では縦隔右側の，右中間気管支幹から右第2弓にかけて，半円形の辺縁平滑，境界明瞭な陰影（❶ →）が認められる．また，傍気管線が厚くなっているのは（❷ →），腫瘍がこ

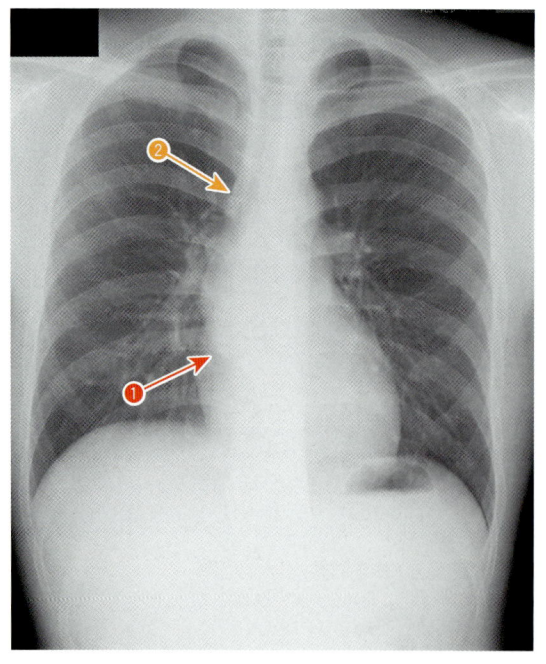

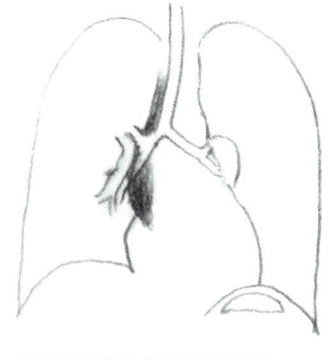

図2● 初診時 胸部X線正面像
右縦隔に接する腫瘤陰影

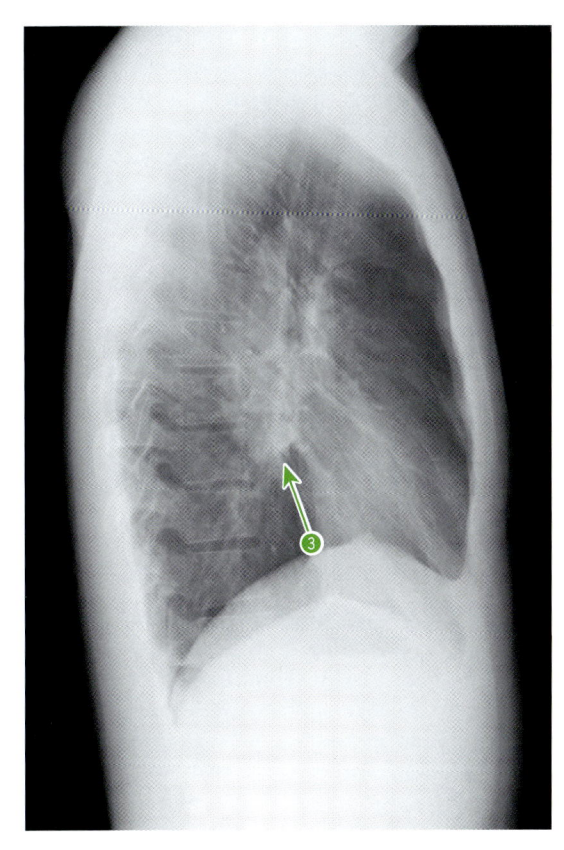

図3● 初診時 胸部X線側面像

こまで進展している可能性がある．また，縦隔に接した腫瘤であり，縦隔の前部にある**右房（右第2弓）が明瞭に見える（シルエットサイン陰性）**ことから，後方の縦隔に接したものであろうとわかる．

　図3の胸部側面像では，肺門部のやや後下方にやはり辺縁明瞭な腫瘤（❸ ━━▶）が認められる．胸部CT像では，上部は気管の右壁から，気管分岐部（図4 ④ ━▷），さらにその後下方まで腫瘍が認められる（図5 ❺ ━━▶）．

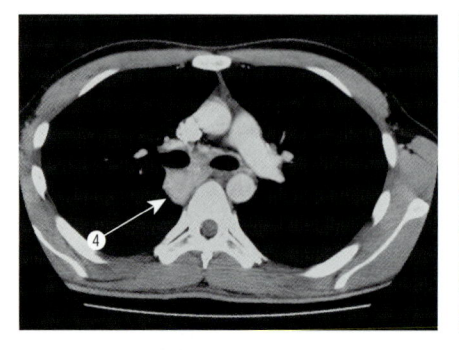

図4● 胸部CT像：気管分岐部

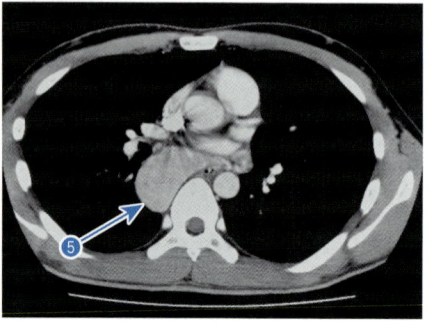

図5● 胸部CT像：腫瘍最大径部位

2 症例のポイント

　大きな腫瘍であるが，**若年者で自覚症状がなく辺縁が平滑・明瞭で，周辺臓器に浸潤している様子がない**ことから**良性腫瘍**と考えられる．胸腺腫や奇形腫は前縦隔にできるのが普通であり，部位的にリンパ腫などを考え，キャッスルマンリンパ腫（Castleman lymphoma）が鑑別の第一にあがる．手術では容易に剥離・切除され，hyaline vascular（HV）typeのキャッスルマンリンパ腫[※1]と診断された．

3 診断

　右縦隔に発生したhyaline vascular typeのキャッスルマンリンパ腫の1例．

Memo

※1　**キャッスルマンリンパ腫**：キャッスルマンリンパ腫は，1956年にCastlemanが"localized mediastinal lymph node hyperplasia resembling thymoma（胸腺腫に類似した，限局性の縦隔リンパ節の過形成）"として報告したものであるが，1972年にKellerは，臨床症状や検査所見に乏しいhyaline vascular typeと，発熱，CRP陽性，貧血，多クローン性高γグロブリン血症をきたすPC（plasma cell）typeに分類した．その後，全身にわたってPC typeと同一の病理像が認められる疾患群が，IPL（idiopathic plasmacytic lymphadenopathy），multicentric Castleman diseaseなどと呼ばれている．

『の』の字で読むケーススタディ❻
胸部異常陰影を指摘された32歳男性

基礎編

『の』の字で読影

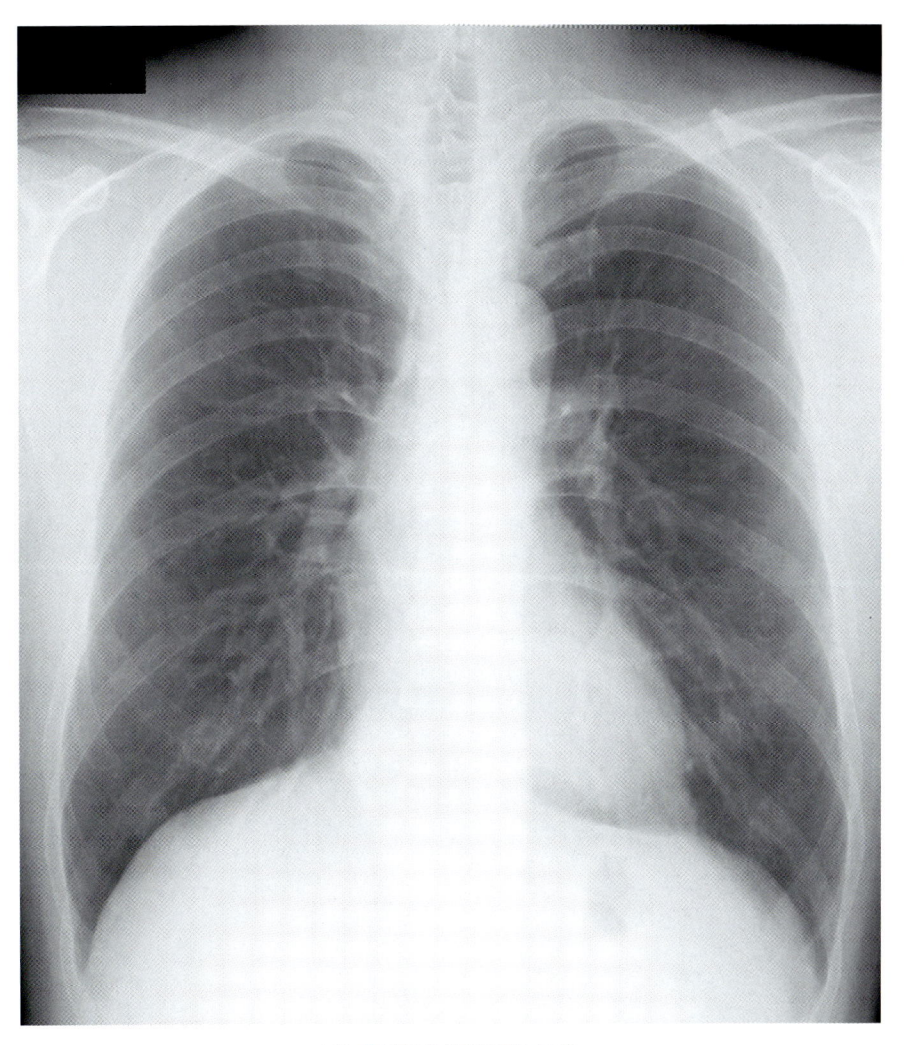

図1● 初診時 胸部X線正面像

病歴（図1）

症　例：32歳　男性
病　歴：生来健康．就職のための検診で胸部X線写真をとったところ異常を指摘され，当科を紹介されて受診した
身体所見：とくに異常なし
検査所見：血算生化学；白血球数 5,500/μL，CRP 0 mg/dL．その他；腫瘍マーカーの上昇なし．血中総蛋白，タンパク分画，免疫グロブリン値などに異常なし

1 読影のポイント

『の』：右心横隔膜角の腫瘤

図2では，「の」の字に沿って読影すると，右第2弓に重なった異常な陰影を見出せる．すなわち，**右心横隔膜角（cardiophrenic angle）**に，右側を

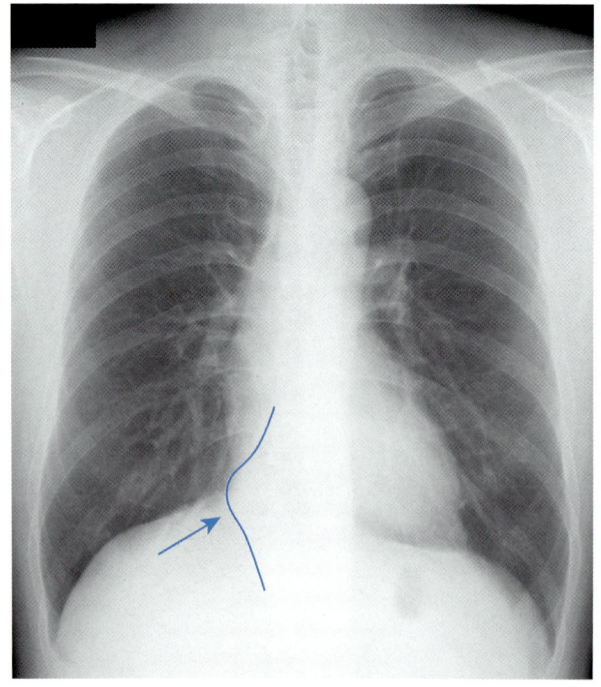

図2● 初診時 胸部X線正面像
二等辺三角形状の異常陰影

54　見逃しなく読める！　胸部X線画像診断 Q&A

頂点とする，底辺の長い二等辺三角形状の異常陰影を認める（━▶）．心臓の右第2弓とのシルエットサインが陰性であり，心臓より後方の腫瘍であること，また，縦隔側にすそ広く広がっており，肺内腫瘍でないことは想像がつく．**腫瘍が壁側胸膜の外にある場合には，辺縁が明瞭なすそ広がりの陰影**（図3 ━▶）となり，extrapulmonary sign（extrapleural sign）と呼ばれる（図3）．

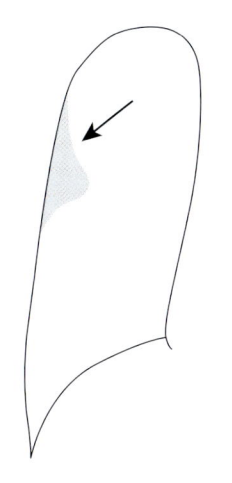

図3● extrapulmonary sign（extrapleural sign）
病変が壁側胸膜の外側にあることを示す．
辺縁明瞭で接触面が広く，すそ広がり（━▶）になる特徴がある

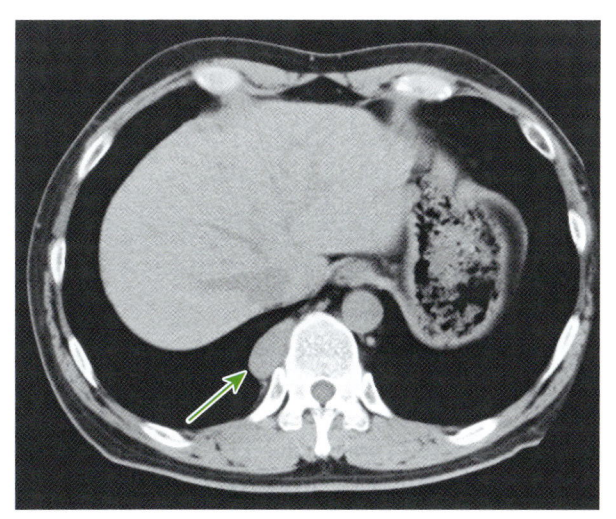

図4●胸部CT像
胸椎の右側にみられる腫瘍

2 症例のポイント

　本症例ではextrapulmonary signが陽性であり，縦隔の壁側胸膜の外側の腫瘍であるが，一般に縦隔側では同signは認めがたいことが多い．胸部CT像（図4）では，胸椎の右側に辺縁明瞭，内部均一な腫瘍が存在することがわかる（→）．後縦隔に発生した腫瘍であり，神経原性腫瘍を鑑別の第一に考えたが，キャッスルマンリンパ腫であった．

　キャッスルマンリンパ腫は，臨床所見の乏しいhyaline vascular typeと臨床所見の多いPC typeに分けて考えるのが一般であるが本症例は前者である（詳細は，基礎編「の」の字で読むケーススタディ❺参照）．

3 診断

　後縦隔に発生したextrapulmonary sign陽性のキャッスルマンリンパ腫（hyaline vascular type）の1例．

4 その後の経過

　キャッスルマンリンパ腫は，良性の腫瘍と考えてよい．切除後再発なく経過している．

『の』の字で読むケーススタディ ❼
咳嗽と発熱を主訴とした41歳女性

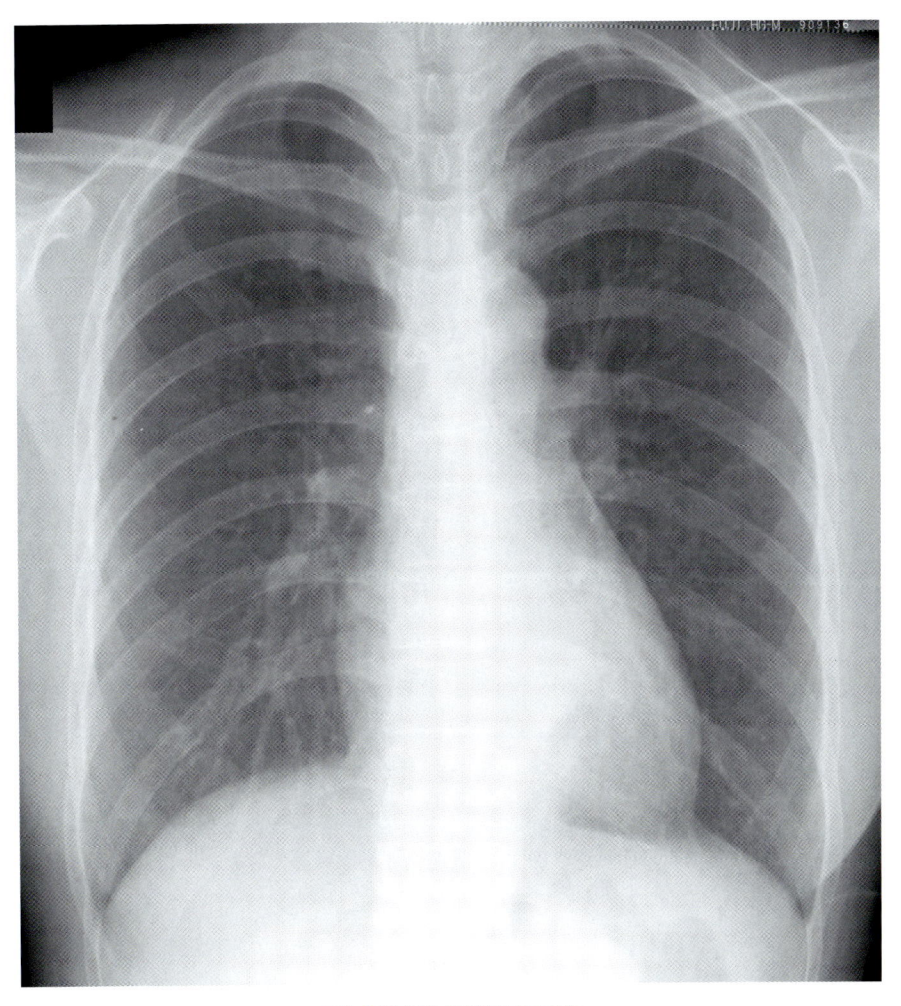

図1 ● 初診時 胸部X線正面像

病歴（図1）

症　例：41歳　女性
病　歴：生来健康．8月末から感冒症状あり．11月3日から咳嗽，発熱が強くなり，11月6日に当科を受診．喀痰は少ない
家族歴：夫も同様の症状で，11月4日に肺炎の診断で入院している
身体所見：とくに異常なし．胸部聴診所見異常なし
検査所見：血算生化学；白血球数 7,200/μL，CRP 4.0 mg/dL，AST/ALT 62/58とやや上昇

1 読影のポイント

『の』：下行大動脈線の一部消失とそれに接した塊状影

「の」の字で大動脈弓部→下行大動脈辺縁→心臓右縁→心臓左縁→心陰影の肺野と重なった部分と読んでいく．**下行大動脈の線が消失（シルエットアウト）していないか注意が必要で，本症では図2（→）部分のシルエットアウトと塊状影が認められる**[※1]．側面像（図3）でも相当する部位に陰影が認められる（→）．胸部CT像（図4）では，腫瘤状の浸潤陰影（塊状影）が下行大動脈に接している（→）．

2 症例のポイント

胸部陰影は腫瘤状であるが臨床症状は明らかに炎症症状を呈しており，肺炎と考えられる．この肺炎の特徴として，① **基礎疾患のない比較的若年者（60歳未満）に発生している**，② **咳嗽が強いが喀痰は少ない**，③ **家族内発生がある**，④ **白血球の増多がない**，⑤ **肝機能障害がある**，などがあげられる．これらの所見はマイコプラズマ肺炎の特徴的臨床症状であり，これだけそろえばマイコプラズマ肺炎であろうと容易に診断できる．また，**寒冷凝集素価が高値と**

> **Memo**
> ※1　**塊状影と浸潤影**：結節状，腫瘤状陰影のなかで，径3cm以上の大きなものを，塊状影という．浸潤影は，血管影がみえないほどradiopaque（**基礎編「の」の字で読むケーススタディ❷ Memo**参照）な陰影をさす．本症例の陰影は浸潤影で塊状影である．

表● 市中肺炎の確定診断方法

マイコプラズマ肺炎	ペア血清での抗体価の上昇
クラミジア ニューモニエ肺炎	初期のLgM抗体価の高値．ペア血清での抗体価の上昇
レジオネラ肺炎	尿中抗原陽性．ペア血清での抗体価の上昇（保険適用外），喀痰塗抹のヒメネス染色陽性
肺炎球菌肺炎	尿中抗原陽性．喀痰塗抹のグラム染色陽性
オウム病肺炎	ペア血清での抗体価の上昇

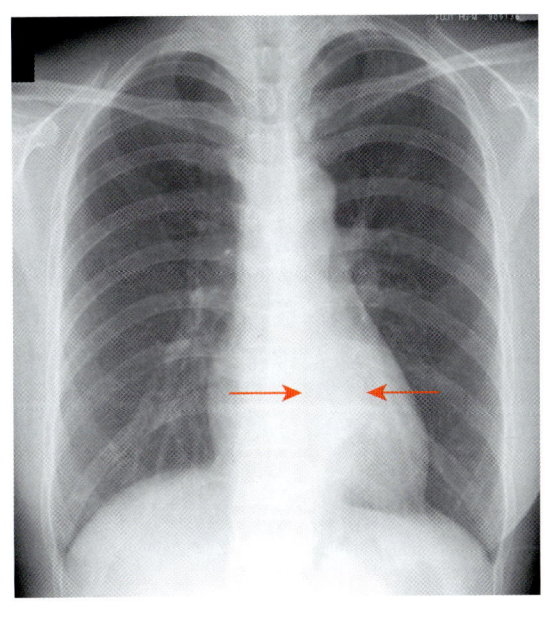

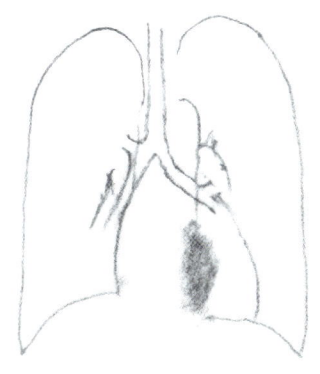

図2● 初診時 胸部X線正面像
シルエットアウトと腫瘤陰影

なることが多い．マイコプラズマ肺炎は一般的にはすりガラス状陰影を呈することが多いが，まれにこのような**結節〜塊状**の陰影を呈することもある．なお，入院時の**寒冷凝集素価は128倍**と高値で，マイコプラズマ抗体価（補体結合反応）は入院時4倍，1週間後は64倍と**ペア血清で4倍の上昇**が認められ，確定診断が得られた（表）．

3 診断

下行大動脈に接して塊状陰影を呈したマイコプラズマ肺炎の1例．

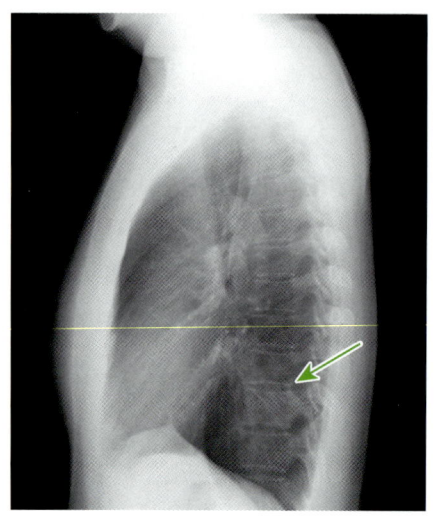

図3● 初診時　胸部X線側面像

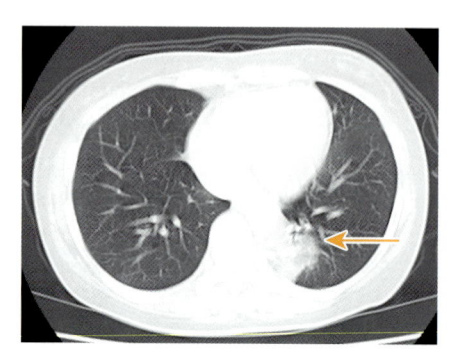

図4● 初診時　胸部CT像
下行大動脈に接する浸潤陰影（塊状影）

4 その後の経過

　　マイコプラズマ肺炎には，βラクタム系抗生物質（ペニシリン系，セフェム系）やアミノ配糖体薬は無効であり，マクロライド剤やテトラサイクリン剤が有効である．本症例は補液とクラリスロマイシンの経口投与で改善した．

基礎編:「人の肺(ハイセン)」読影法〜見逃しのない胸部X線像の読み方

「ハ」の字で読影

■ 読影の流れ

「ハ」は肺尖の「ハ」であり,ハの字を書く順番で「右→左」と肺尖部を比較して読影する(図1).**左右の肺尖をくらべて,透過度が低い(白っぽい)部分に腫瘍が隠れていることがある.特に第一肋骨の骨過形成(hyperostosis)なのか**(図2),**肺尖の腫瘍なのか**(図3)鑑別に悩むことがあるが,「左右差」が目立つときには腫瘍などの存在を疑ってみる必要がある.

肺尖部は見落としの多い部分であり,きちんと左右を見比べて読影してほしい.

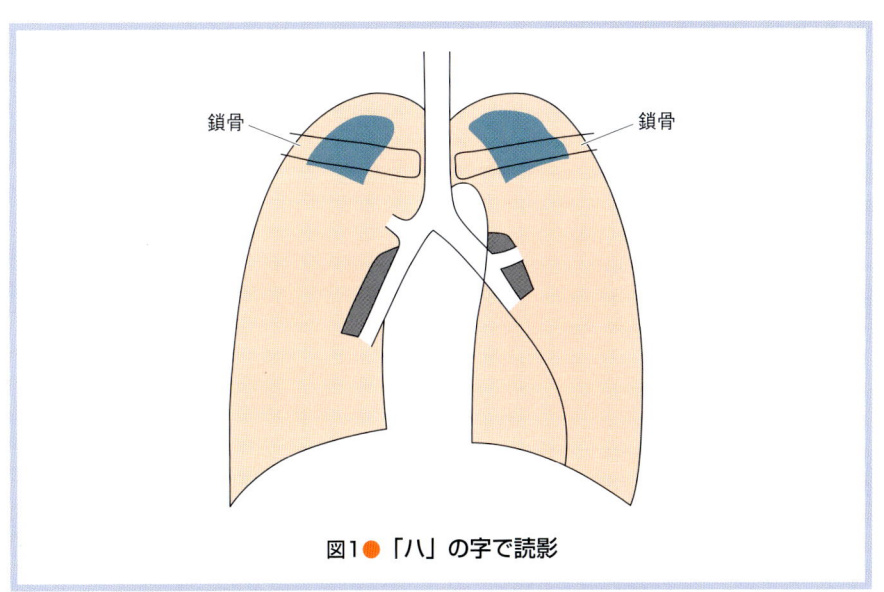

図1● 「ハ」の字で読影

Memo

肺尖部は"apical cap"(肺尖部の帽子)が形成されることが多い(図4).apical capは,非特異的な肺尖胸膜の炎症痕であり,第2後肋骨の直下に形成される.すなわち,肺尖部の先端を形成しているのは,第2後肋骨である.

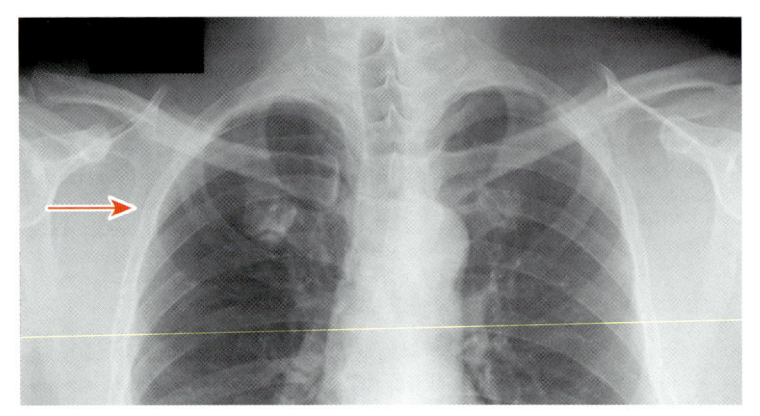

図2● 右第一肋骨の骨過形成
　左右差はあるが腫瘍と間違わないように

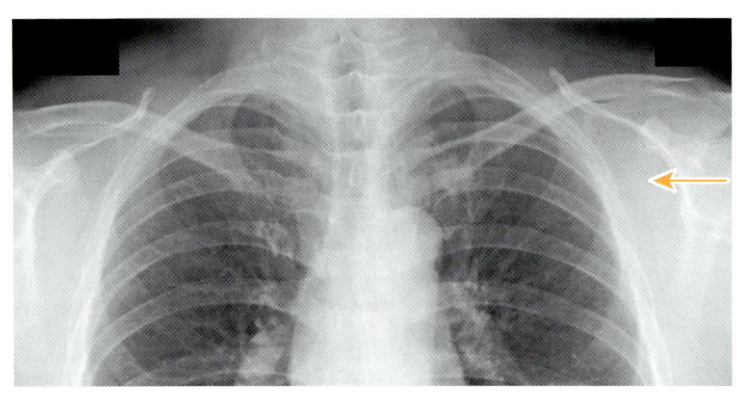

図3● 左結節
　左鎖骨と第5後肋骨交点の腫瘍（腺癌）

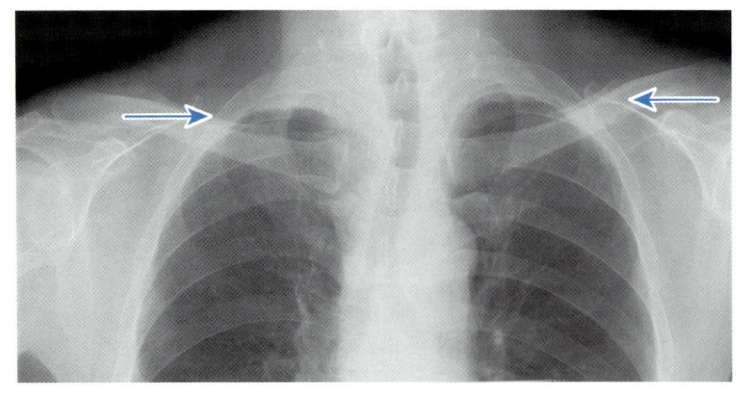

図4● apical cap
　第2後肋骨直下の厚い陰影

『ハ』の字で読むケーススタディ ❶
健診にて異常陰影を指摘された45歳男性

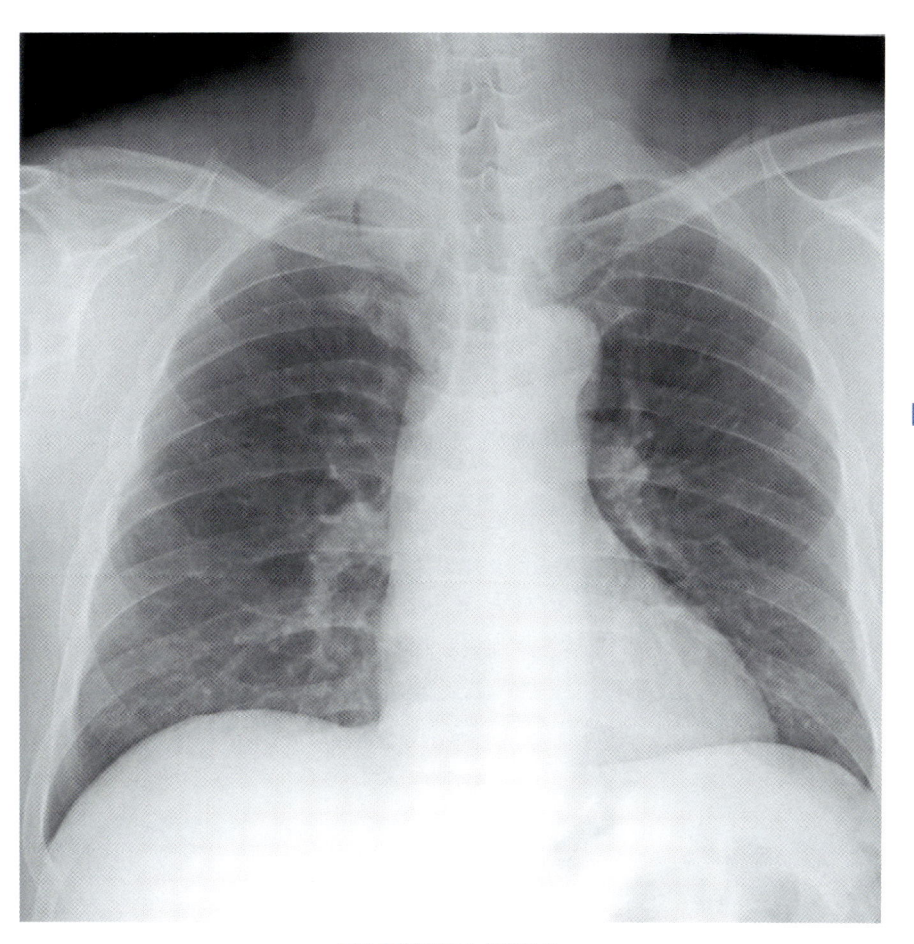

図1 ● 健診時 胸部X線像

基礎編

『ハ』の字で読影

> **病歴**（図1）
> 症　例：45歳　男性
> 既往歴：とくになし
> 現病歴：健診にて胸部X線像で異常陰影を指摘され当院を紹介され受診した
> 喫煙歴：なし

1 読影のポイント

『**ハ**』：右肺尖の腫瘤陰影

「ハ」の字で読影すると，右肺尖部の内側，鎖骨の上側に辺縁明瞭・内部濃度均一な腫瘤陰影（①）を認める．また，右第1弓（上大静脈の線 ②）と傍気管線（③）は正常に保たれている（**図2模式図**）．

このように鎖骨よりも上側に腫瘤が存在する場合に，その腫瘤が気管よりも背後の胸腔内（後縦隔）に存在すれば，**図2** ①，**図4B**のように腫瘤の辺縁は明瞭に追跡できる．それは，腫瘤の辺縁を覆うものが何もないからである〔**図3**，**サービコトラチックサイン（cervico-thoracic sign）陰性**〕．しかし，前縦隔側に腫瘤が存在する場合には腫瘤の周囲を上縦隔の軟部組織が覆うため，それは，腫瘤と軟部組織とのシルエットサインが形成されて腫瘤の辺縁はボケて不明瞭になる（**図4A**，**サービコトラチックサイン陽性**）．正常の右第1弓の線（②）も前縦隔に存在するために，鎖骨より上では軟部組織と一体となってその辺縁線は追跡できなくなる（サービコトラチックサイン陽性）．

サービコトラチックサインの詳細は**基礎編87ページ**を参照．

2 症例のポイント

後縦隔に存在する腫瘤の代表は神経原性腫瘍であり，**図2** ①の所見を見たときには，「サービコトラチックサイン陰性であるから，これは後縦隔に存在し，おそらくは神経原性腫瘍であろう！」と考える．本症例も手術により神経鞘腫と診断された．**後縦隔腫瘍の場合**，腫瘤と気管とは前後に離れた距離に

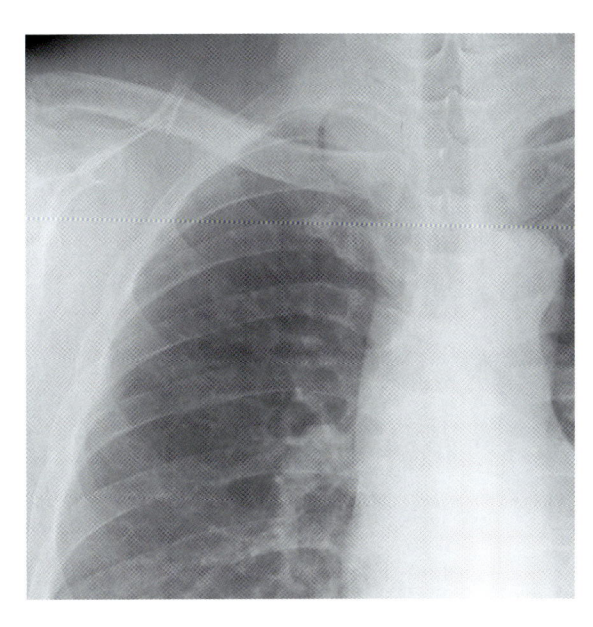

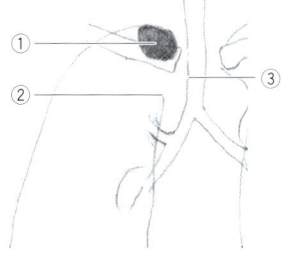

図2●胸部X線像
右肺尖部腫瘍

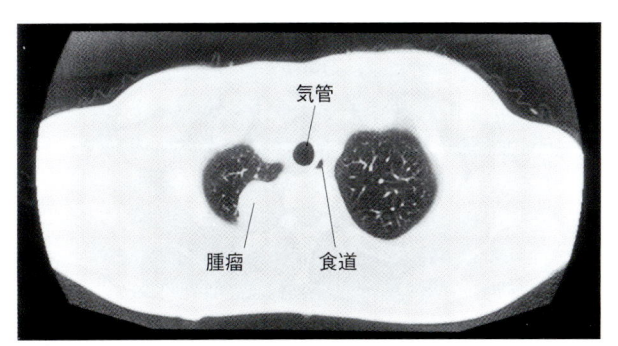

図3●胸部CT像
右肺尖部腫瘍

あり，気管の辺縁を示す**傍気管線（③）は正常**に保たれる．なお，気管の左側には血管や脂肪などの縦隔組織が接しているために，**左傍気管線は見ることはできない**．

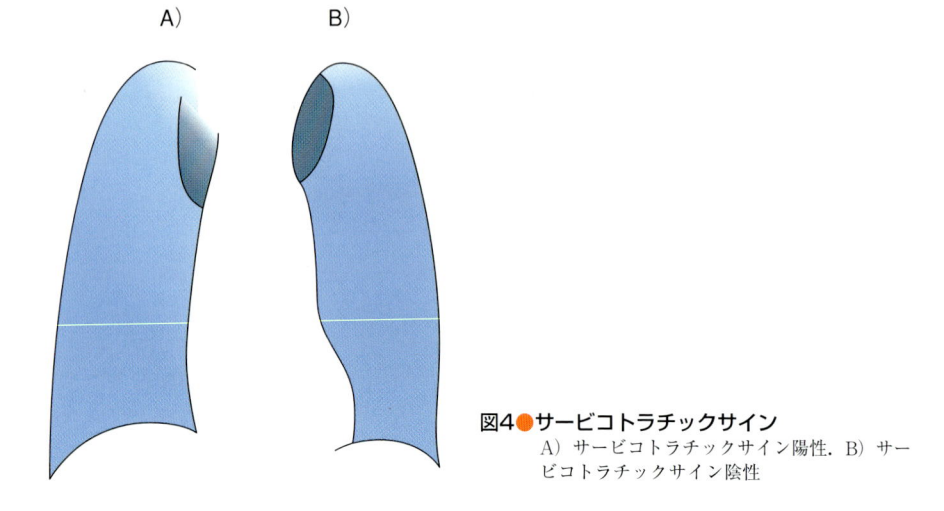

図4●サービコトラチックサイン
A）サービコトラチックサイン陽性．B）サービコトラチックサイン陰性

3 診断

　　サービコトラチックサインと傍気管線が診断のポイントとなる後縦隔腫瘍（神経鞘腫）の1例．

基礎編：「人の肺（はい）」読影法〜見逃しのない胸部X線像の読み方

『い』の字で読影

■ 読影の流れ

縦隔肺門「人」→心陰影重複部「の」→肺尖「ハ」と読んで，最後に肺野「い」の読影になる．**肺野は「くまなく読影する」**としか言いようがないが，「い」の字を，いくつかの左右対称的なブロックに分けて，左右を見比べながら読影するのがよい（図1）．その最後に，**肺と横隔膜が重なった部分，肋骨横隔膜角**も確認する（正常の例：図2，異常の例：図3〜5）．

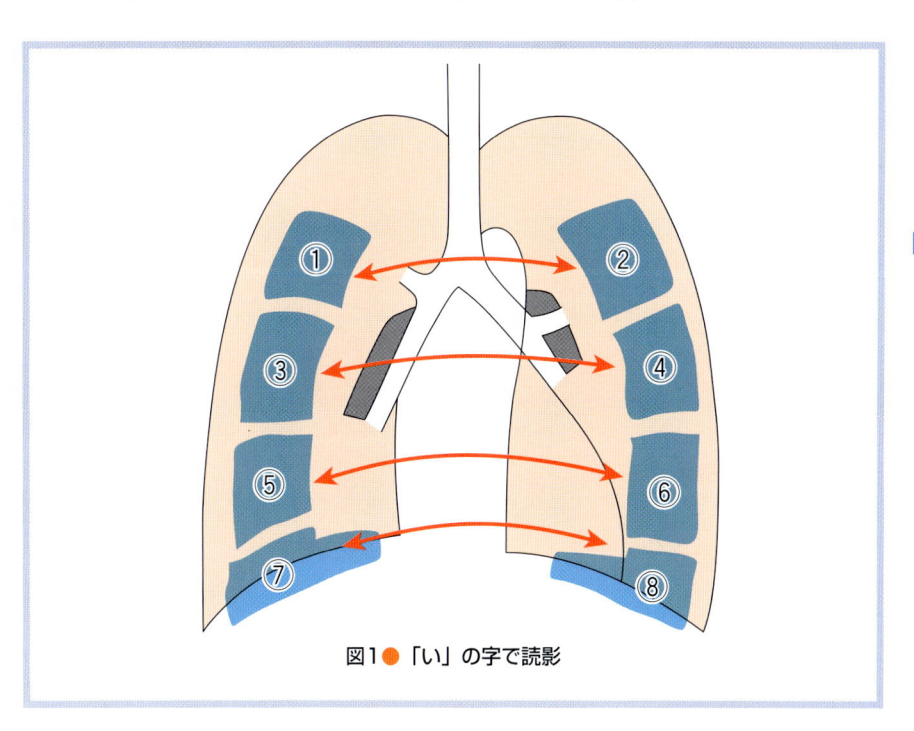

図1● 「い」の字で読影

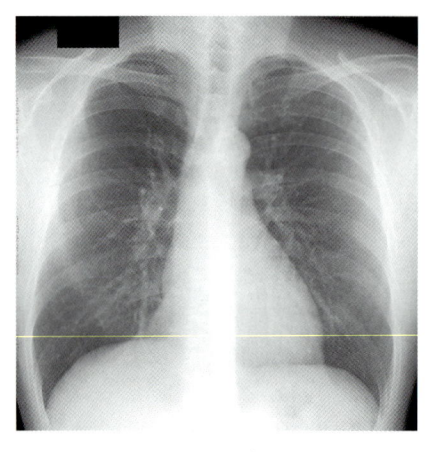

図2●正常

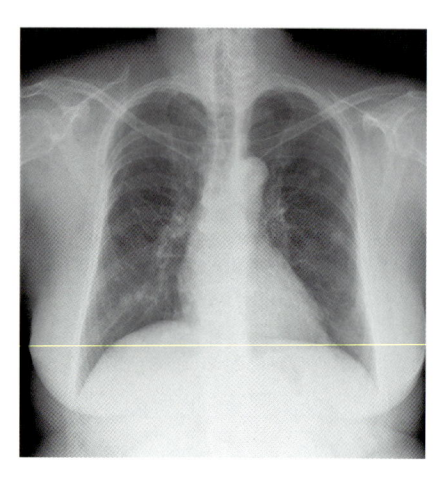

図3●多発結節陰影（良性転移性肺平滑筋腫症）

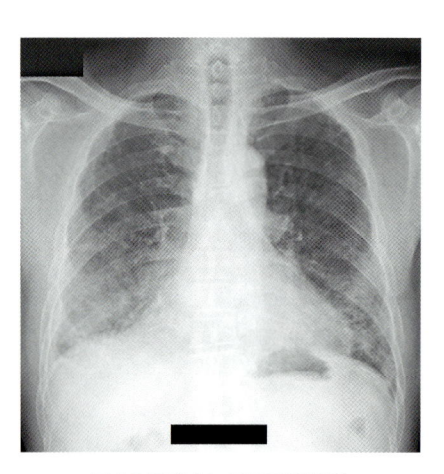

図4●網状すりガラス状陰影
（間質性肺癌の増悪）

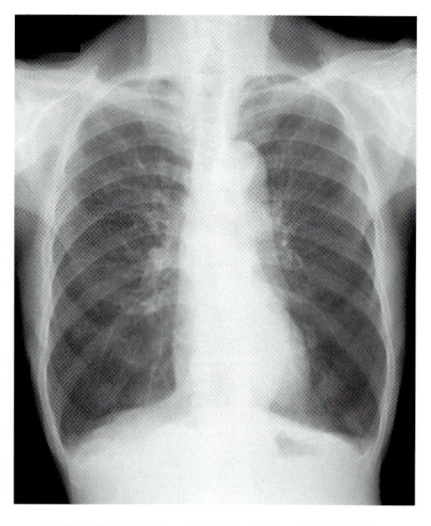

図5●過膨張・透過性亢進（肺気腫）

『い』の字で読むケーススタディ ❶
胸部X線像で異常陰影を指摘された62歳女性

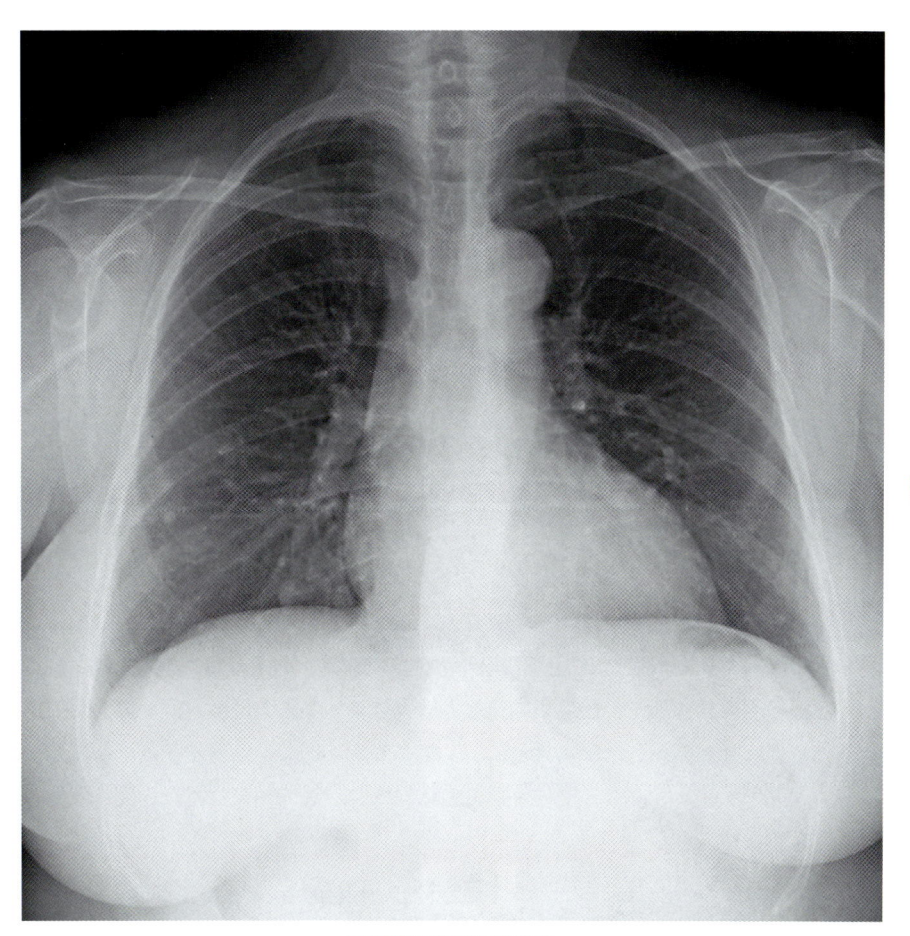

図1 ● 入院時 胸部X線像

> **病歴**（図1）
> 症　例：62歳　女性
> 現病歴：健診時に胸部X線像で異常陰影を指摘されて当科に紹介された．自覚症状はない
> 既往歴：24歳で乳腺炎
> 喫煙歴：なし
> 身体所見：両側大腿部に毛細血管拡張を認める．心音正常．右中肺野背側にさざ波様の雑音を聴取する．
> 検査所見：血算生化学；白血球数 6,000/μL（好中球 51％，リンパ球 38％，単球 6％），赤血球数 466万/μL，Hb 14.0 g/dL，Ht 42.9％，血小板数 23.2万/μL，CRP 0.11 mg/dL

1 読影のポイント

『**い**』：右下肺野の多発結節陰影．右心横隔膜隔部には集簇している

「い」の読影法では，左右を見比べながら肺野全体を見る．とくに，広範な陰影や結節影に注意する．本症例のような淡い結節状陰影はとくに注意が必要である．

2 症例のポイント

胸部X線像（図2）で確認される小結節状陰影，およびその集簇像は，淡く辺縁明瞭なもので，腫瘍や肺炎像とは異なる．**血管の濃度と同一の淡さであり，肺動静脈瘻をまず考える**．右心横隔膜角部に淡い多発結節状陰影の集簇（図2 ➡）があり，その外側にも辺縁明瞭な淡い結節状陰影（図2 ▶）を数個認める．

息切れの有無を詳細に聴取すると，階段を上るときに息切れを感じるという．肺野背側で**さざ波様の雑音**（**肺動静脈シャント**による）を聴取したため，ほぼ診断は間違いない．出血傾向歴を聞くと20代でよく鼻出血を経験し，42歳ごろよく歯肉出血があったとのことで，両側大腿部の毛細血管拡張とあわせて**遺伝性出血性毛細血管拡張症（Rendu-Osler-Weber病）**の合併を疑ったが確定診断には至らなかった．

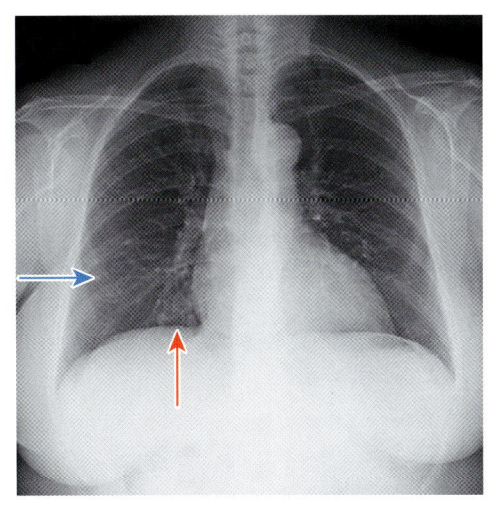

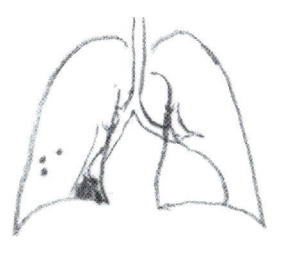

図2● 入院時 胸部X線像

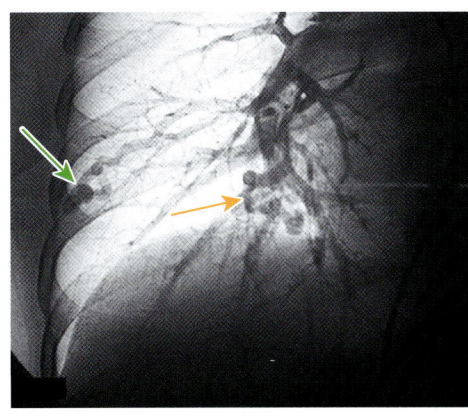

図3● 右肺動脈造影
（正面像）

　安静時動脈血ガス分析はpH 7.42，PaO_2 70.3torr，$PaCO_2$ 41.6torrと軽度の低酸素血症があった．100％酸素投与20分後の動脈血ガスはpH 7.417，PaO_2 487torr，$PaCO_2$ 40.9torrであり，シャント率は簡易法で9.6％と計算された[※1]．
　診断確定のための肺動脈造影（図3，4）では，右A4（図3 ━▶）とA5（図3 ━▶）に**肺動静脈瘻**が認められた．左側の肺動脈造影は異常なく，右側だけであるため，治療のためには，右肺病変部の部分切除術，またはコイルを罹患肺動脈内に留置する治療が適応となる．本症例では，本人が希望せず治療は行われていなかったものの，シャント増大に伴う低酸素血症の進行，**脳梗塞などの危険性**などを知らせておく必要がある．

基礎編　「い」の字で読影

中葉肺静脈
（輸出静脈）

肺動静脈瘻

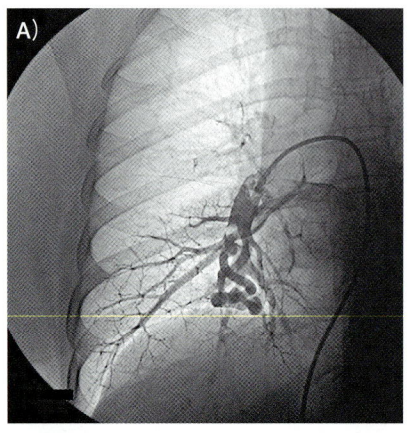

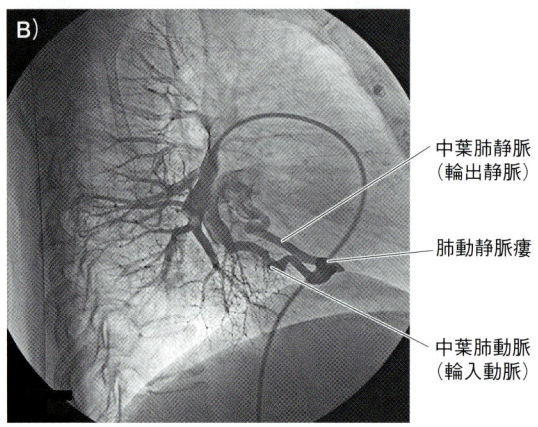

中葉肺動脈
（輸入動脈）

図4● 右肺動脈造影
A）斜位像．B）右中葉の肺動静脈瘻

3 診断

自覚症状の乏しい肺動静脈瘻の1例．

> **Memo**
>
> ※1　シャント率の計算式：
> ・シャント率計算式（簡易法）
> 　＝0.003×AaDo$_2$/0.003×AaDo$_2$+5×100
> ・AaDo$_2$
> 　＝713×FiO$_2$−PaCO$_2$/0.83−PaO$_2$
> ・本症例のAaDo$_2$（100% O$_2$吸入時）
> 　＝713×1.0−40.9/0.83−487＝176.7（mmHg）
> ・本症例のシャント率
> 　＝（0.003×176.7/0.003×176.7+5）×100＝<u>9.6%</u>

『い』の字で読むケーススタディ ❷
検診で異常陰影を指摘された22歳女性

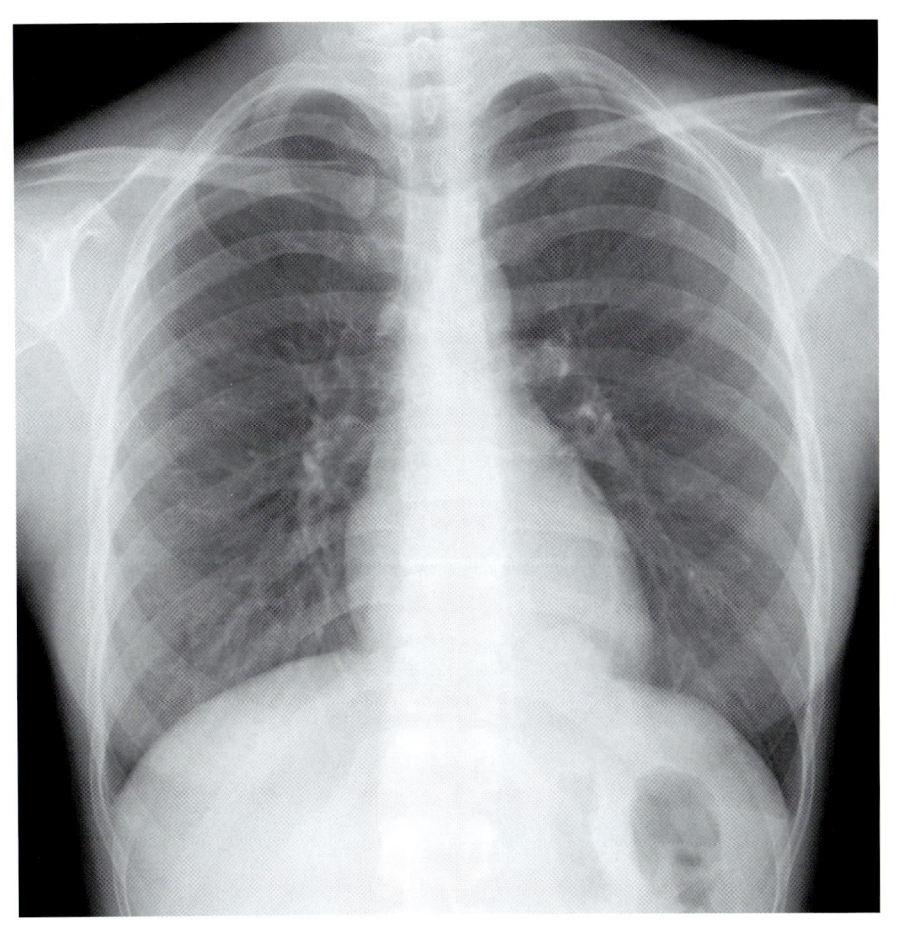

図1 ● 初診時 胸部X線正面像

> **病歴**（図1）
> **症　例**：22歳　女性
> **病　歴**：生来健康な22歳学生．就職のための健康診断の胸部X線写真にて異常を指摘された
> **身体所見**：とくに異常なし
> **検査所見**：血算生化学；白血球数 6,400/μL，CRP 0.01mg/dL．その他；腫瘍マーカーの上昇なし

1 読影のポイント

『の』：心臓の裏側の腫瘤陰影
『い』：左横隔膜上の腫瘤陰影（左右差をみる）

　胸部X線正面像の読影で見落としやすい部位として，①**縦隔肺門陰影に重なった部分**，②**心陰影に重なった部分**，③**横隔膜に重なった部分**，④**肺尖部**などがあげられる．本症例では，**心陰影に重なって横隔膜上に突出する陰影**がみられる．「い」の字を用いて横隔膜面上の陰影として読む，また「の」の字を用いて心臓の裏側を読む．

　図2では下行大動脈と横隔膜の交わる大動脈横隔膜角（aorto-pherenic angle）に辺縁の明瞭な腫瘤陰影（→）が認められる．横隔膜の線が腫瘤陰影によって途切れてシルエットアウトしている（→）ので，横隔膜上に乗った陰影であることがわかる．

2 症例のポイント

　本症例のような横隔膜上の腫瘤陰影を呈するものの代表として，腎臓が胸腔内に突出する**胸腔腎**などがある．しかし，胸腔腎の場合には一般にもっと横隔膜の外側が多いこと，本症例での腫瘤の形状が腎臓らしくないことなどから否定的である．そのため，横隔膜面の腫瘍を考えた．

　MRI冠状断像（**図3**）では，横隔膜上に乗った腫瘤が確認される（→）．
　さらに，胸部CT像（**図4**）でも同部位に下行大動脈とも接する腫瘤が認められる（→）．

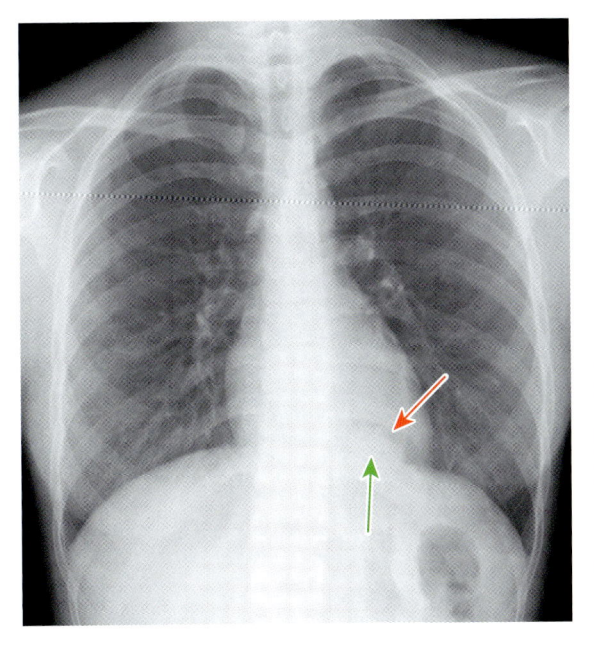

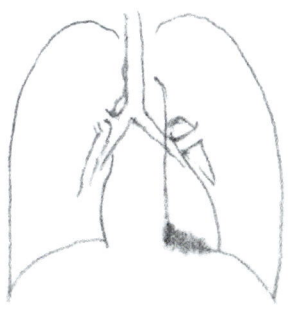

図2● 初診時 胸部X線正面像
横隔膜の線のシルエットアウト

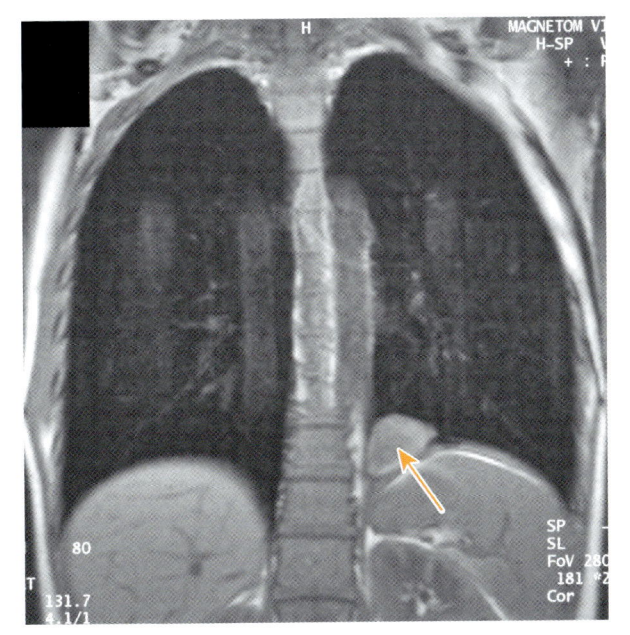

図3● 初診時 胸部MRI冠状断像
横隔膜上の腫瘤

基礎編

「い」の字で読影

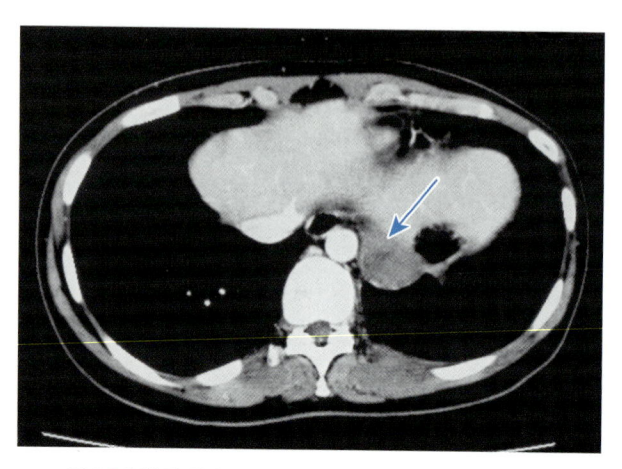

図4● 初診時 胸部CT像
下行大動脈とも接する腫瘤

表● 胸膜腫瘍の分類

良性	悪性
1．胸膜線維腫	1．転移性胸膜腫瘍
2．胸膜脂肪腫	2．胸膜中皮腫

3 診断

　横隔膜面から発生した何らかの腫瘍との臨床診断で，手術が行われた．腫瘍は横隔膜面の胸膜から発生しており，**胸膜線維腫**と診断された（表を参照）．手術後の経過は不明である．

基礎編：「人の肺(はい)」読影法～見逃しのない胸部X線像の読み方

側面像も『の』の字で読影

読影の流れ

　側面像では，気管は真下におりるのではなく，やや背側に向かっている．また，右上葉気管支と左上葉気管支が側面から「丸い穴」となって見える．**上が右上葉気管支**（①），**下が左上葉気管支**（②）である．また，**右主肺動脈の正接像**（③-1）と，**左主肺動脈**が左主気管支を「乗り越え」た像（③-2）が認められる．まず，これらを「①，②，③」（図2）と認識する．図1のように「の」の字を描いて④**心陰影に重なった部分**（中葉舌区の側面像）→⑤**胸骨後腔**（retrosternal space）→⑥大動脈弓部から下行部→⑦**心臓後腔**

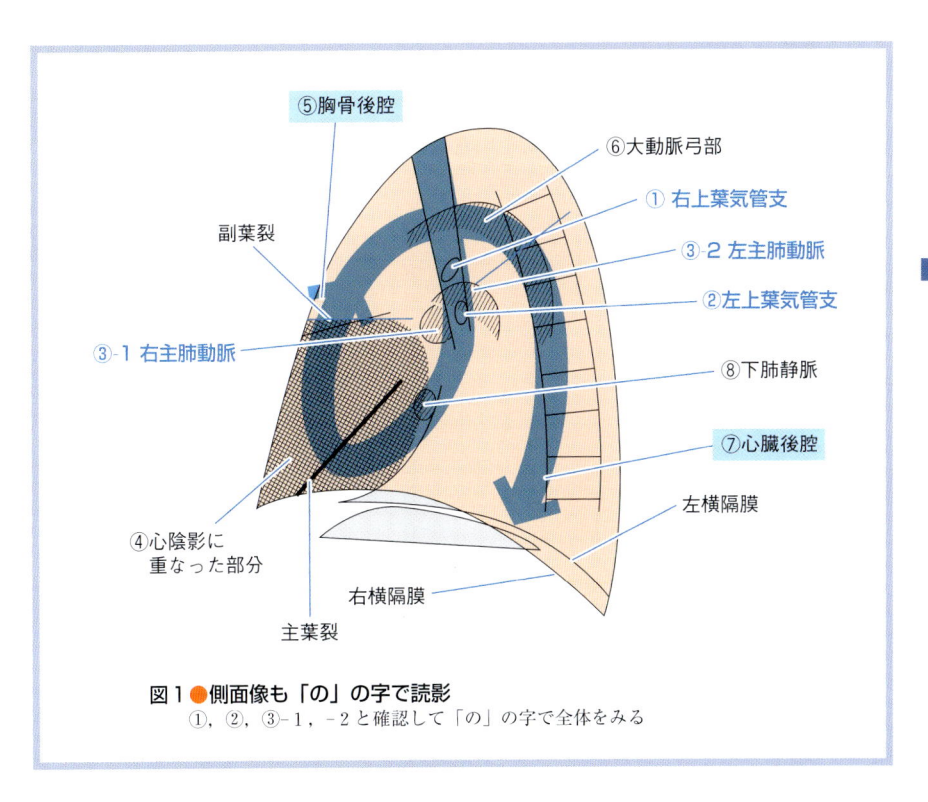

⑤胸骨後腔
⑥大動脈弓部
① 右上葉気管支
③-2 左主肺動脈
② 左上葉気管支
副葉裂
③-1 右主肺動脈
⑧ 下肺静脈
⑦ 心臓後腔
左横隔膜
④心陰影に重なった部分
右横隔膜
主葉裂

図1●側面像も「の」の字で読影
①，②，③-1，-2と確認して「の」の字で全体をみる

(retrocardiac space）と見ていく．心陰影に重なって，⑧下肺静脈の正接像が丸くみられることもある．とくに正面像では見えない胸骨後腔と，正面像で見落としやすい心臓後腔を注意して読影する（図3）．そして，右と左の横隔膜面を「右（の横隔膜）」，「左（の横隔膜）」と確認する．

　副葉裂（右上中葉間裂：minor fissure），主葉裂（右中下葉間裂，左上下葉間裂：major fissure）も図1のように認められる．正常では，副葉裂はほぼ水平に走行し，主葉裂は約45°に走行して横隔膜先端から1〜2横指のところに着く．

図2●正常

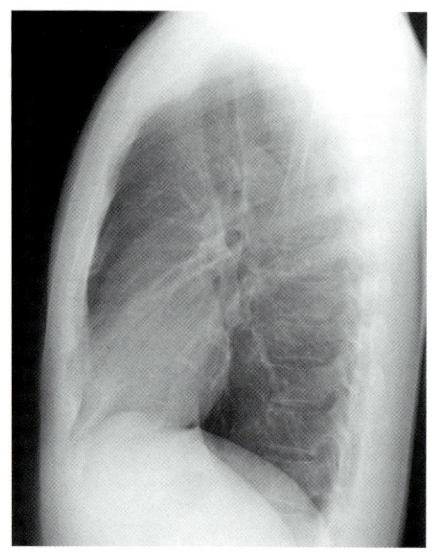

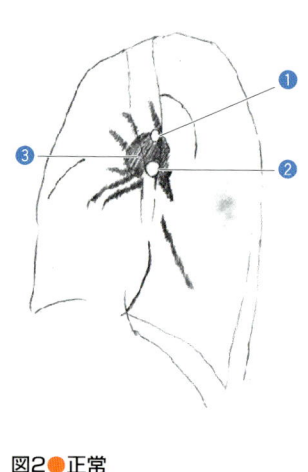

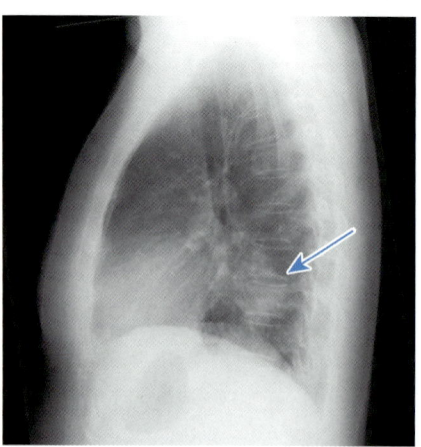

図3●異常
「の」の字の最後尾に心臓後腔の腫瘍がみられる

側面像も『の』の字で読むケーススタディ❶
住民検診で胸部異常陰影を指摘された73歳男性

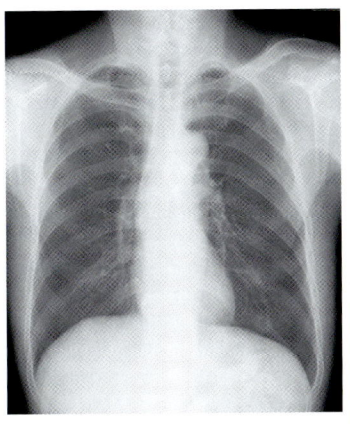

図1●初診時 胸部X線正面像

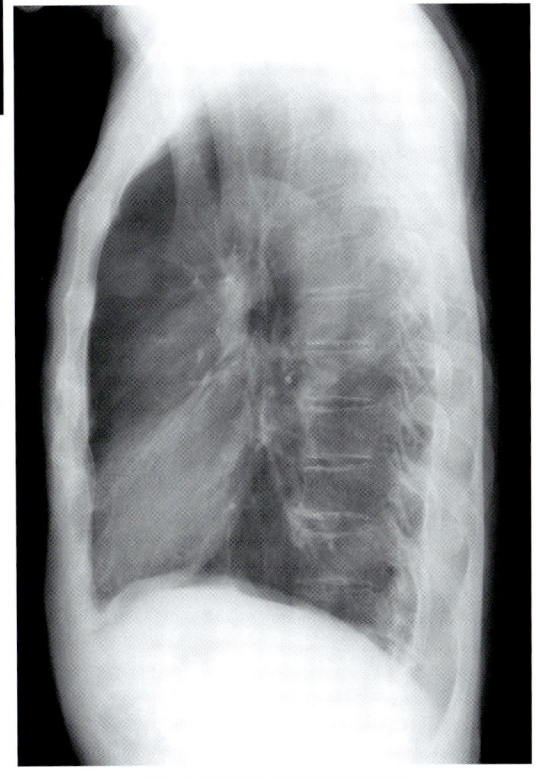

図2●初診時 胸部X線側面像

> **病 歴**（図1，2）
> 症　例：73歳　男性
> 病　歴：住民検診における胸部X線像で異常陰影を指摘された．自覚症状はない
> 喫煙歴：20本／日×35年
> 飲酒歴：アルコール少々
> 既往歴，家族歴：特記すべきことはない
> 身体所見：とくに異常なし
> 検査所見：血算生化学；白血球数 6,400 /μL，CRP 0.4 mg/dL．その他；腫瘍マーカーの上昇なし

1 読影のポイント

側面像『**の**』：胸骨後腔の腫瘤陰影

　胸部X線正面像では異常は認められないが，側面像（**図3**）で，胸骨後腔に長径4cm程度の**辺縁明瞭，内部均一な腫瘤状陰影**が認められる（→）．**前縦隔腫瘍**である．

　一般に胸部の異常陰影は，ある程度の大きさと濃度があれば，胸部X線正面像に投影されるものであるが，ときにこの症例の陰影のように，正面像には投影されずに側面像のみで認められる異常陰影もある．すなわち，呈示した症例では，**胸骨後腔（前縦隔）**に正常縦隔幅の内側におさまるように腫瘤陰影が存在している．もちろん胸部CT像（**図4**）では容易にこの腫瘤陰影（→）を認めることができる．

2 症例のポイント

　本症例は，数年来この陰影に変化がないことが確かめられており，良性の腫瘍（胸腺腫など）であろうと推測される．良性の可能性が高いので，本人の了解のもとに精査・手術は行っていない．

　なお，前縦隔腫瘍のなかで最も多いのが胸腺腫である．胸腺腫は浸潤の程度によってⅠ期（浸潤無し）からⅣb期（遠隔転移あり）まで病期がある（**表**）．本症例はⅠ期胸腺腫と考えた．

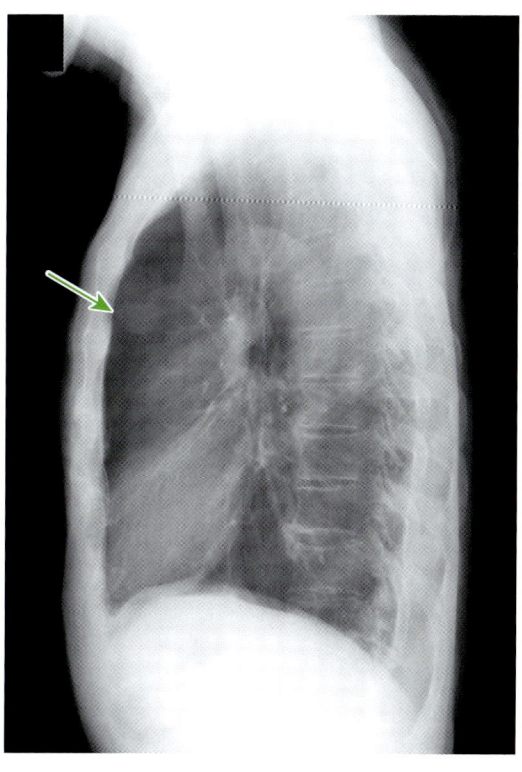

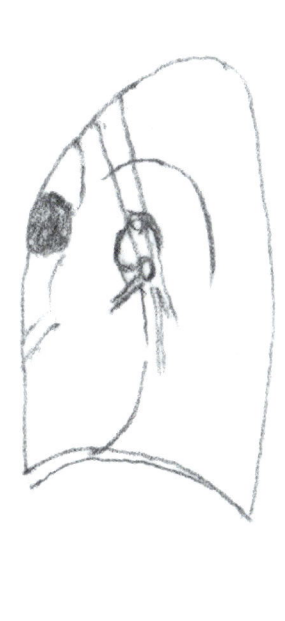

図3● 初診時 胸部X線側面像
　胸骨後腔に認められる腫瘤陰影

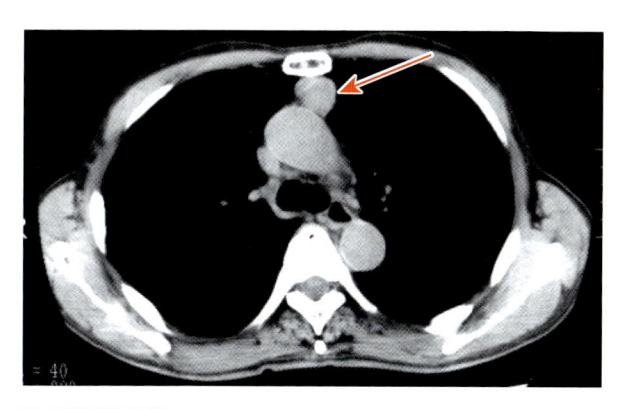

図4● 胸部CT像
　腫瘤陰影

基礎編

側面像も『の』の字で読影

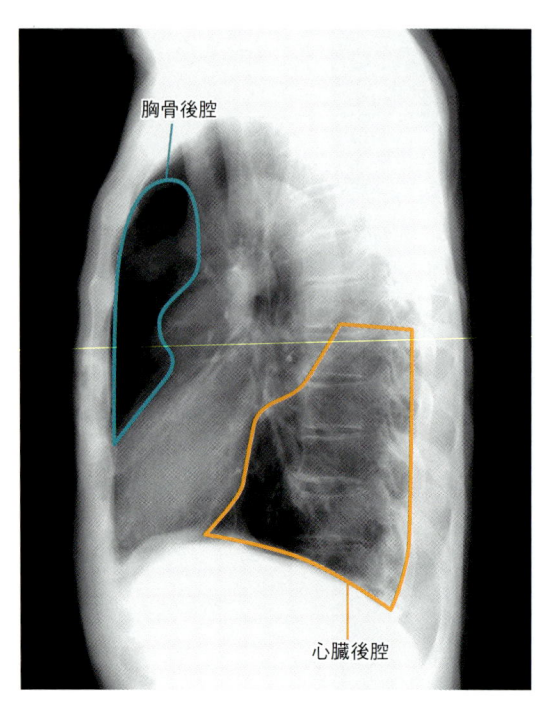

図5●胸骨後腔と心臓後腔の胸部X線側面像

表●前縦隔腫瘍の種類と胸腺腫瘍の分類

主な前縦隔腫瘍
1．胸腺腫瘍
2．甲状腺腫
3．奇形腫
4．胚細胞性腫瘍
5．リンパ腫

胸腺腫瘍の分類
1．胸腺腫
2．胸腺癌
3．胸腺カルチノイド
4．胸腺脂肪腫
5．胸腺嚢胞（胸腺嚢腫）
6．胸腺過形成

胸骨後腔（〇）と並んで，心臓後腔（〇）も，心臓の後面にあたるために胸部正面像で陰影を見落としやすい領域である（図5）．胸部側面像を読影する際にはとくに注意して読影する必要がある．

3 診断

側面像でのみ異常陰影を認める胸骨後腔（前縦隔）腫瘍の1例．

Memo
胸部正面X線像で見つからず，側面像のみで見つかる腫瘍の頻度は0.001％程度といわれている．

側面像も『の』の字で読むケーススタディ❷
胸部X線側面像で異常陰影を指摘された55歳女性

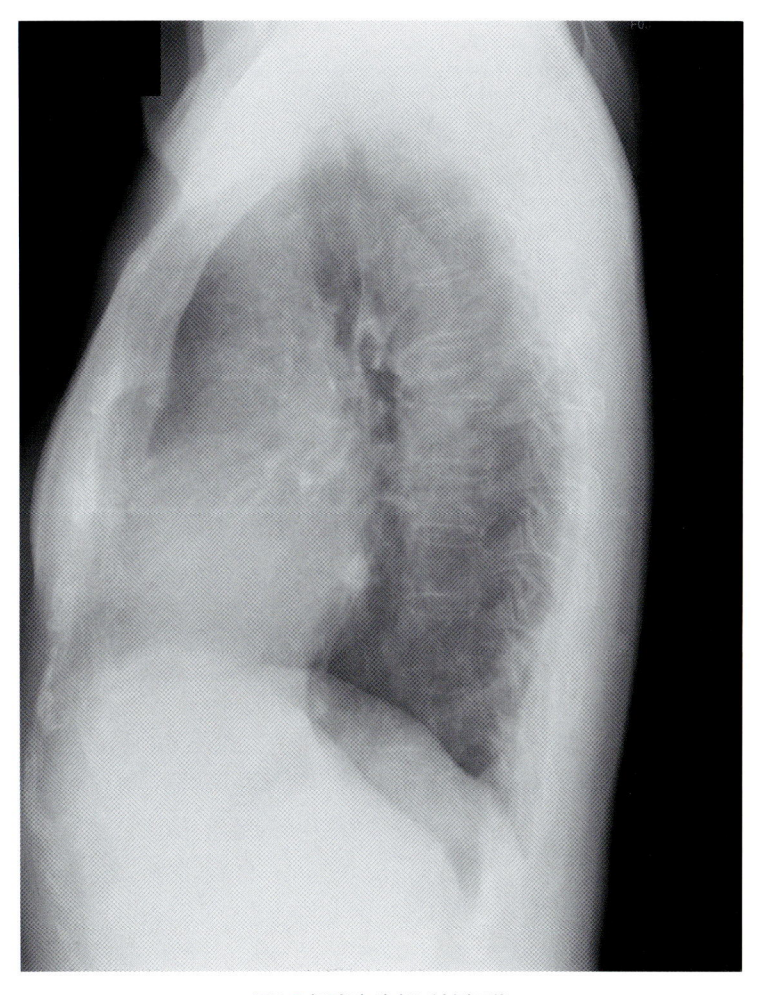

図1 ● 初診時 胸部X線側面像

> **病 歴**（図1）
> 症　例：55歳　女性，自営業
> 病　歴：生来健康な55歳女性．咳嗽が続くとのことで胸部X線像を撮影し，側面像で心陰影に重なった異常陰影を疑われて当科に紹介された
> **身体所見：**とくに異常なし．副雑音なし
> **検査所見：**とくに異常なし

1 読影のポイント

側面像『**の**』：心臓後面（左房）に重なる腫瘤陰影は下肺静脈正接像

その他に異常陰影なし．

2 症例のポイント

　肺静脈は**上肺静脈**と**下肺静脈**に分かれて左房に流入する．おのおのの肺静脈は細く，左房に流入するところで上下で束ねられて急に太くなるが，これらは心臓の影に隠れて胸部X線正面像では認めがたい（**図4，および基礎編11ページ図5参照**）．しかし，下肺静脈が水平に左房に流入するところが，胸部側面像では正接像として結節状に認められることがよくある（**図2**）．

　なお，胸部CT像でも，下肺静脈が左房に流入するところが描出されることがある（**図3**）．側面像でこれが結節状に見えて，ときにこの例のように腫瘤陰影と間違われることがある．

　なお，肺動脈は一般に左主気管支の前面で左右に分かれる．右主肺動脈は正面像では縦隔内のために見えないが，側面像ではやはり正接像で結節状に認められる（**図2**）．右主肺動脈の先の**右中間肺動脈**（葉間肺動脈）と**左主肺動脈**は胸部X線正面像と「**肺門**」として認められる（**図4，および基礎編11ページ図4参照**）．

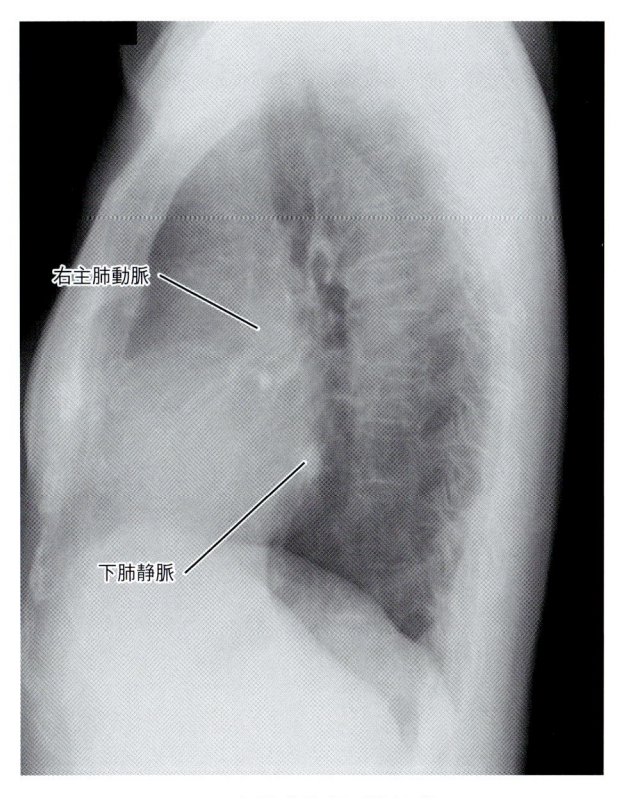

図2 ● 初診時 胸部X線側面像

右主肺動脈
下肺静脈

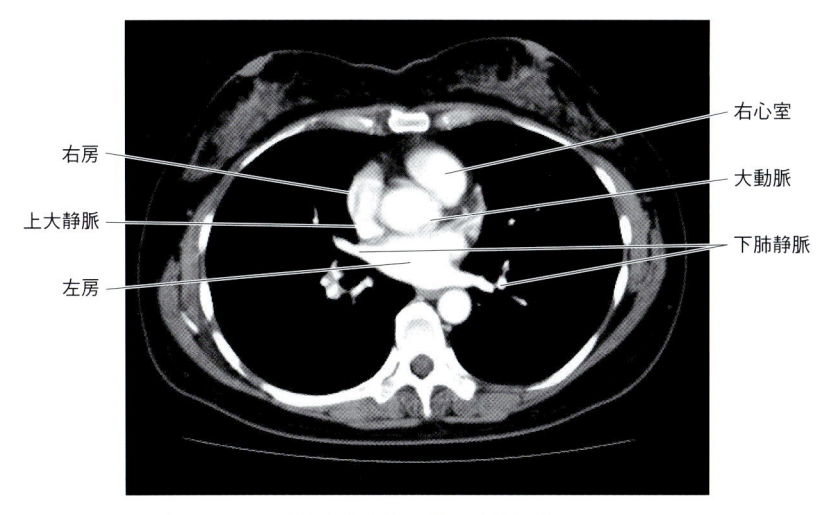

図3 ● 下肺静脈部位の胸部CT像

右心室
大動脈
下肺静脈
右房
上大静脈
左房

基礎編

側面像も『の』の字で読影

85

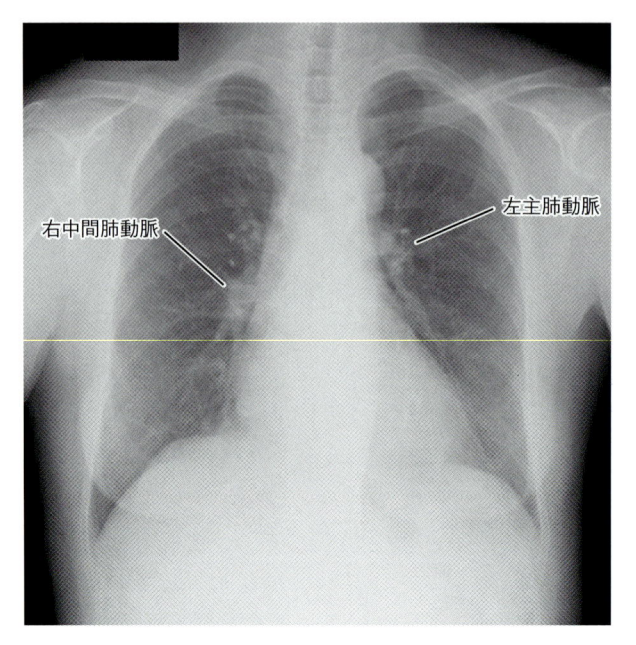

図4● 正常 胸部X線正面像
「肺門」を形成する肺動脈．左肺門の方が，右肺門よりも1肋間高位にある

3 診断

　下肺静脈の左房流入部が胸部X線側面像で結節状に見える1例．

基礎編：「人の肺(はい)」読影法～見逃しのない胸部X線像の読み方

●シルエットサインと無気肺

はじめに

　ここまで，胸部X線写真読影における，基本的な眼の動かし方と注目すべき視点を解説した．本項では，いくつかの重要なサインと，無気肺像という読影上の必須事項について解説する．

1 シルエットサインとは？

　シルエットサイン（silhouette sign）は，同じ濃度のものがピッタリと接するとその境目の線が消失するというだけの原理である．水とほぼ同じX線減弱度をもつ病変が臓器と接するとその境界は消失する．しかし，臓器と空気（肺組織）が接していればその境界は消失しない．**図1**のような状況では，腫瘍と下行大動脈との境界線は消失している（シルエットサイン陽性）が，腫瘍と心臓との境界線は消失せずに保たれている（シルエットサイン陰性）．中葉舌区に無気肺または異常陰影のある場合は，その陰影のために心臓の右第2弓や左第4弓のシルエットが消失する（シルエットサイン陽性）．

2 サービコトラチックサインとは？

　日本語で「頸胸徴候」と訳せなくもないが，普通，「サービコトラチックサイン（cervicothoracic sign）」と呼ばれている．上縦隔での**シルエットサインの応用である**．胸部X線正面像で，鎖骨より上にある腫瘤陰影は，後縦隔にあれば肺組織が接しているだけなので，その辺縁は明瞭に追える（サービコトラチックサイン陰性）．しかし，前方にあるときは前縦隔の軟部組織におおわれて辺縁のシルエットサインが陽性になるのでその辺縁がぼける（サービコトラチックサイン陽性，**図2**）．

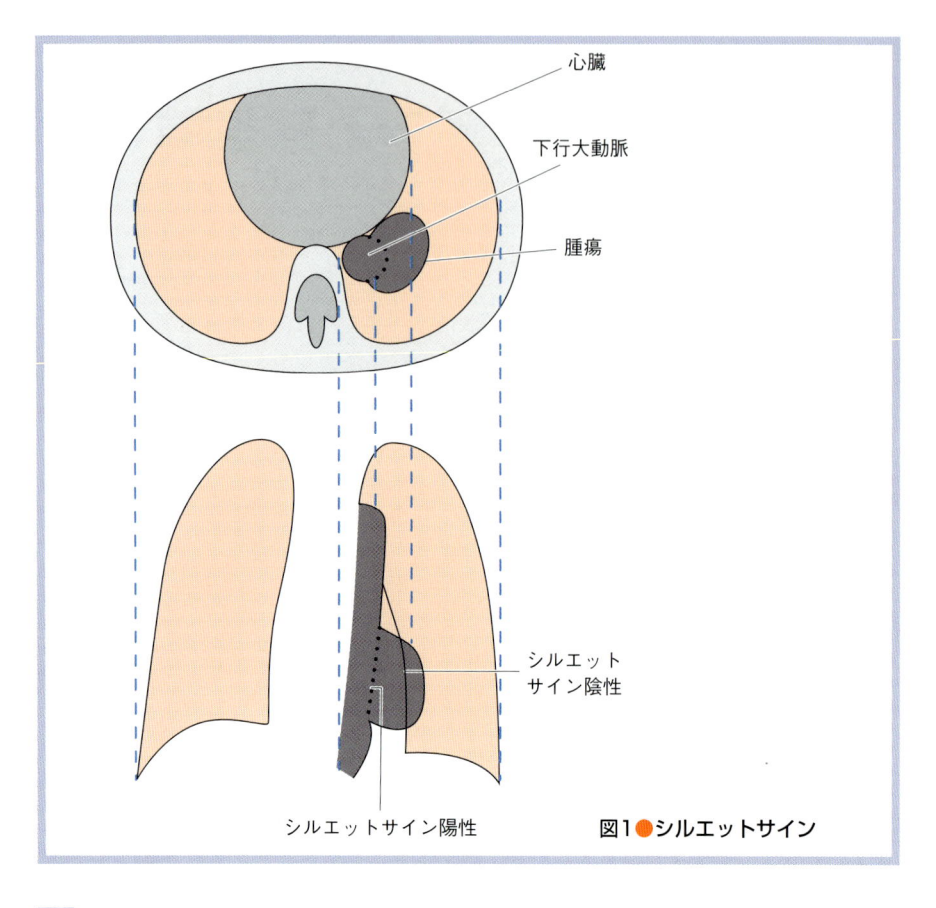

図中ラベル：心臓／下行大動脈／腫瘍／シルエットサイン陰性／シルエットサイン陽性

図1● シルエットサイン

3 無気肺

　胸部X線像において，各肺葉の無気肺は特徴的な像を呈する．これらの像をパターン認識して覚えておくことは，胸部X線写真読影において必要である．なお，「無気肺」の訳語は"atelectasis"にあたるが，日本語の「無気肺」が「全く空気を含有しない肺」というニュアンスであるのにくらべて，「atelectasis」（ateles＝不完全な，ectasis＝拡張）は，「容積の減少した肺」という意味合いでも使われうる．

　以下に，左右各肺葉の無気肺の図を示す（**図3～7**）．縦隔や太い気管支の偏位，横隔膜の偏位，胸郭の変形，無気肺陰影と隣接臓器とが接する部分のシルエットサインなどを確認することが重要である（以降の図3～7は，文献1を参考に作成）．

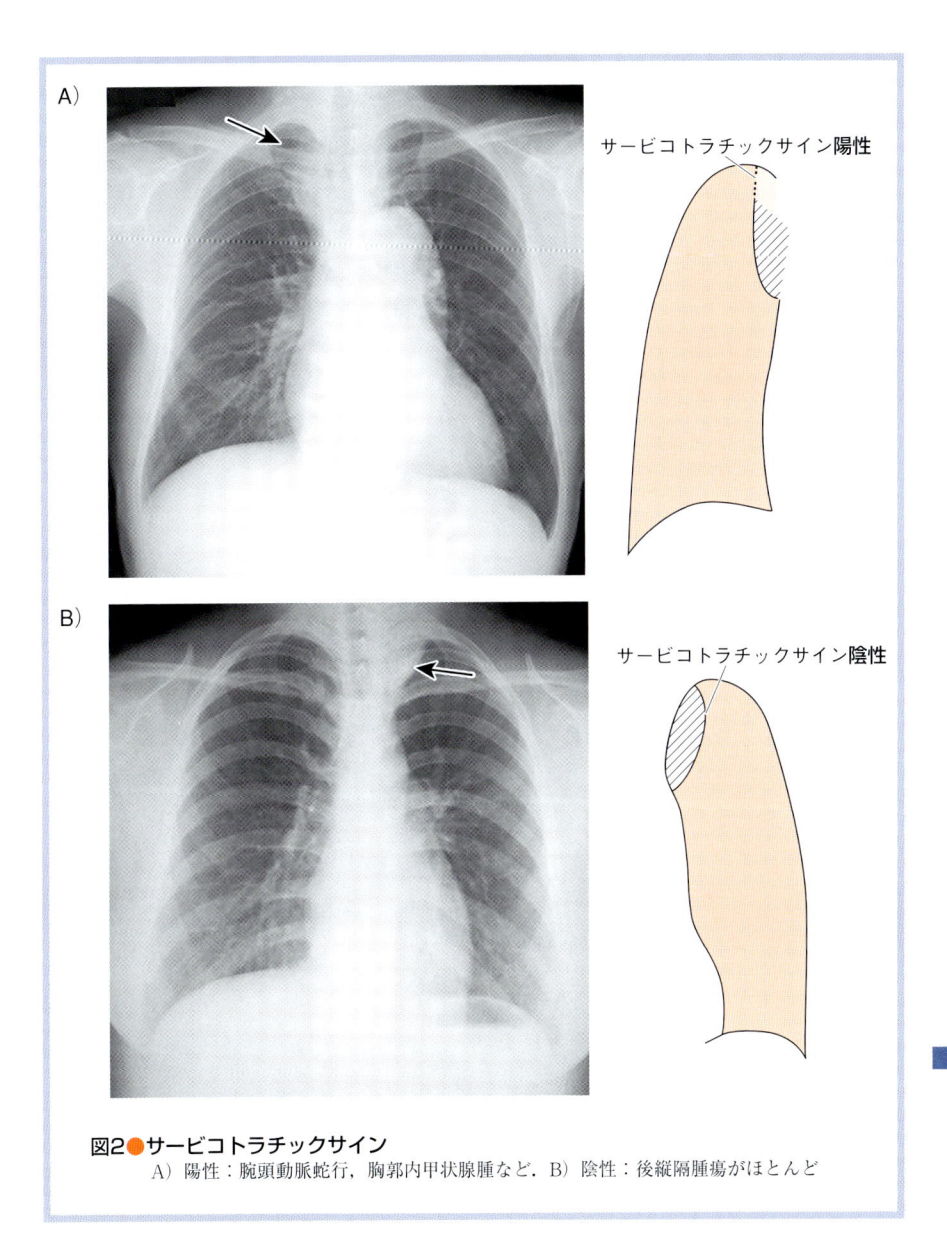

図2● サービコトラチックサイン
A) 陽性：腕頭動脈蛇行，胸郭内甲状腺腫など．B) 陰性：後縦隔腫瘍がほとんど

1）右上葉無気肺（図3）

① 右上葉の透過性の低下（■■ 部）
② 右上中葉間膜（minor fissure）の上昇（→）
③ 気管の右側偏位（→）
④ 右肺門の挙上（→），右横隔膜挙上（→），右胸郭の縮小（肋間腔の減少など）
⑤ 側面像では，上肺野に逆三角形の透過性低下部分（無気肺像）ができる（■■ 部）

2）右中葉無気肺（図4）

① 右中〜下肺野心臓陰影に接して透過性低下（無気肺像 ■■ 部）
② 右第2弓の消失（シルエットサイン陽性 →）
③ 側面像で心陰影に重なった無気肺像（■■ 部）

3）右下葉無気肺（図5）

① 上下葉間裂の低下（胸部正面像では普通は見えない上下葉間裂の線が見えてくる →）
② 側面像で中下葉間裂の後退（→）
③ 横隔膜を底辺とする直角三角形型の透過性の低下（■■ 部）
④ 右心シルエットサインは陰性（右心陰影は保たれる，→）
⑤ 右肺門の低下（→），右横隔膜挙上（→）
⑥ 側面像で右下後方部分の透過性低下（■■ 部）

4）左上葉無気肺（図6）

① 左上肺野肺門側に接した部分の透過性低下（■■ 部）
② 左肺門挙上（→），気管の左方偏位（→），左横隔膜の挙上（→）
③ 正面像で上下葉間裂が内側に偏位（→），左上葉の縮小
④ 側面像で前方部の帯状の透過性低下（■■ 部）
⑤ 側面像で左上葉の縮小，上下葉間裂の前進（→）

正面像　側面像　　　　　正面像　側面像

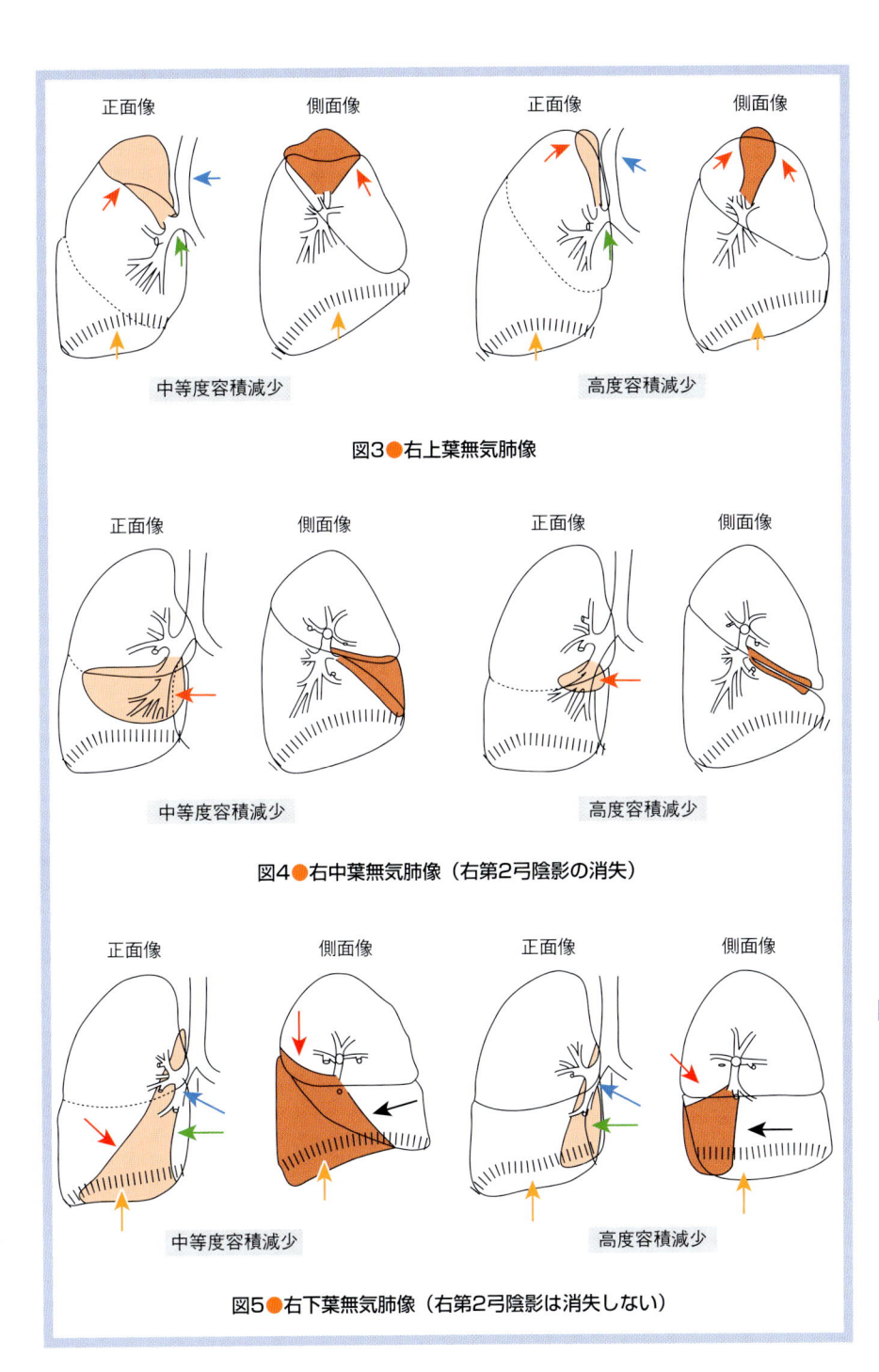

中等度容積減少　　　　高度容積減少

図3 ● 右上葉無気肺像

正面像　側面像　　　　　正面像　側面像

中等度容積減少　　　　高度容積減少

図4 ● 右中葉無気肺像（右第2弓陰影の消失）

正面像　側面像　　　　　正面像　側面像

中等度容積減少　　　　高度容積減少

図5 ● 右下葉無気肺像（右第2弓陰影は消失しない）

基礎編

● シルエットサインと無気肺

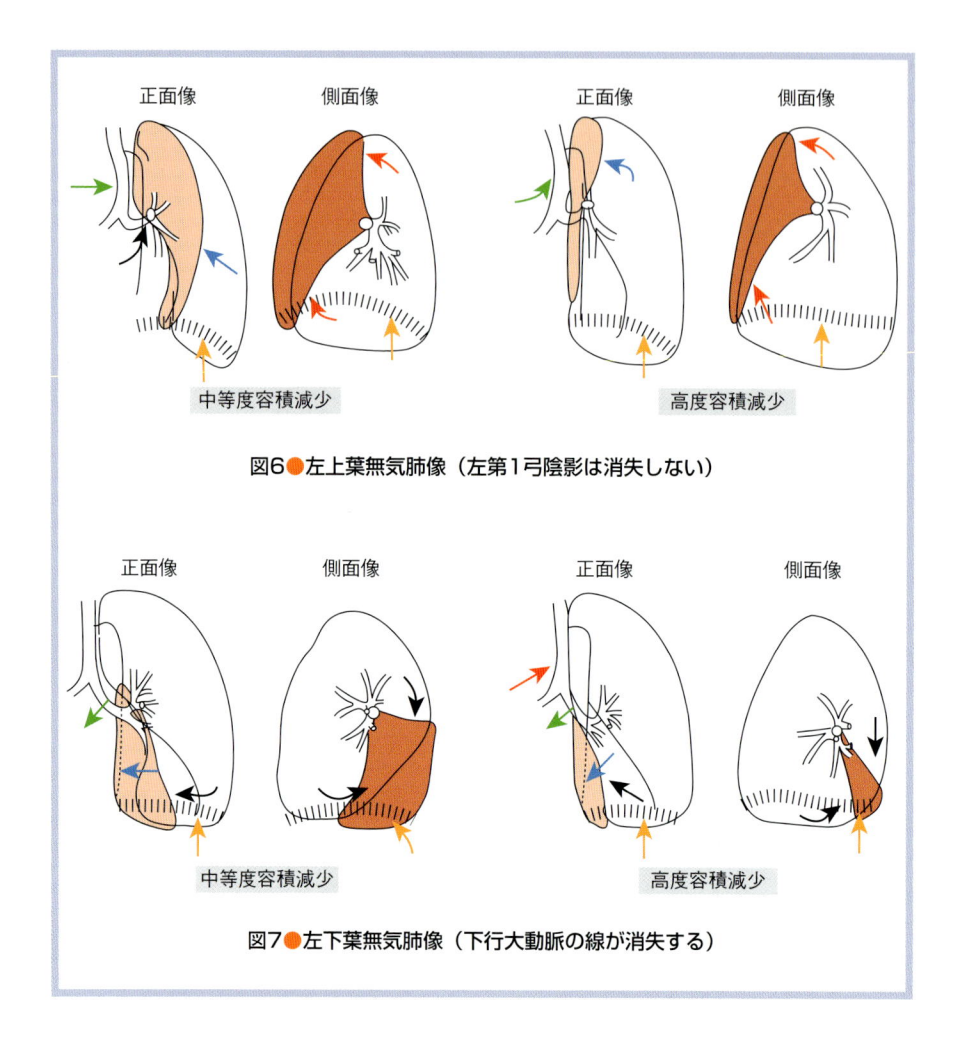

図6 ● 左上葉無気肺像(左第1弓陰影は消失しない)

図7 ● 左下葉無気肺像(下行大動脈の線が消失する)

5) 左下葉無気肺（図7）

① 左下縦隔内側部分の透過性低下（心陰影に重なって見えづらい ▬ 部）
② 下行大動脈線の消失（⟶ シルエットサイン陽性）
③ 左上葉枝の下降（⟶），左横隔膜の挙上（⟶）
④ 左下葉の縮少によって，葉間線が明らかになる（⟶）

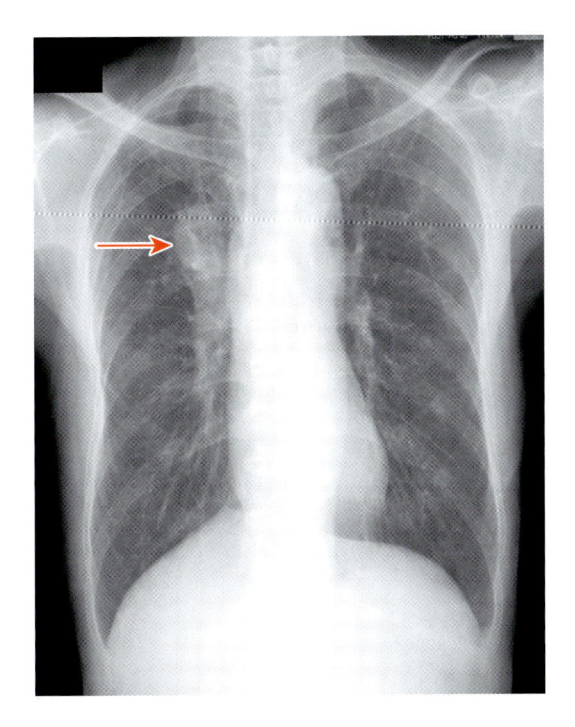

図8●来院時 胸部X線像

4 症例提示

今までのことを踏まえて実際の症例写真を見てみる．

1）右上葉無気肺から右肺全無気肺に進展した例

❶ 来院時胸部X線像（図8）

右肺門部上に連なって腫瘤状陰影がみられ，右上葉扁平上皮癌であった．（─→）．

❷ 右上葉無気肺（図9）

抗癌剤は無効で腫瘍が進展したために，右上葉無気肺となった．右上葉入口部腫瘤（──▶）と右上葉無気肺により，陰影は逆S字状（▶）を呈している．この所見は，inverted S sign（reverse S sign）と呼ばれている．

❸ 右肺全無気肺（図10）

さらに腫瘍は進展して，右肺の全無気肺となった．気管が右側に偏位（❶ ──▶）して右主気管支が途絶（❷ ──▶）している（図10）．

inverted S sigh

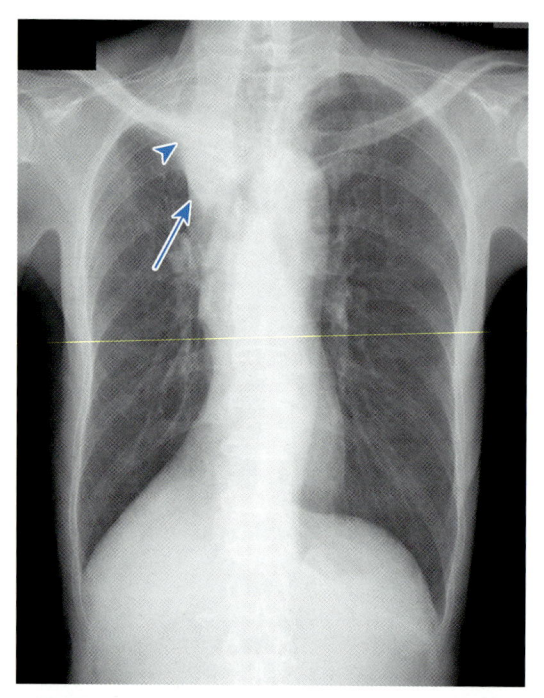

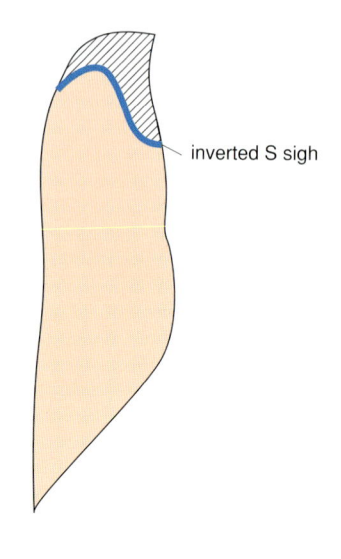

図9●右上葉無気肺

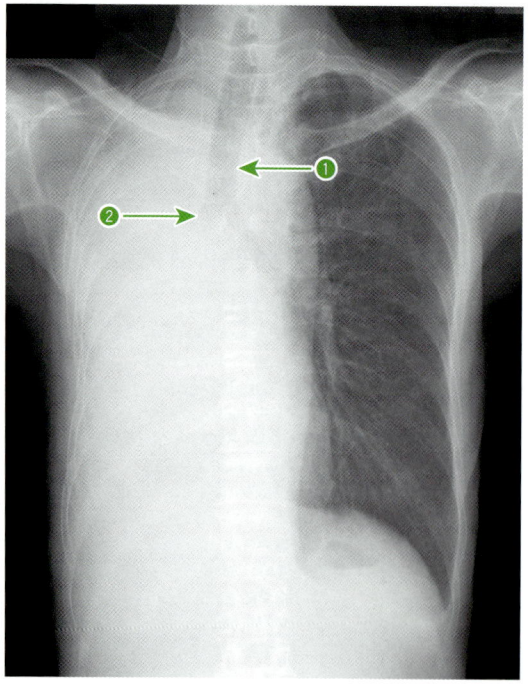

図10●右肺全無気肺

94　見逃しなく読める！　胸部X線画像診断 Q&A

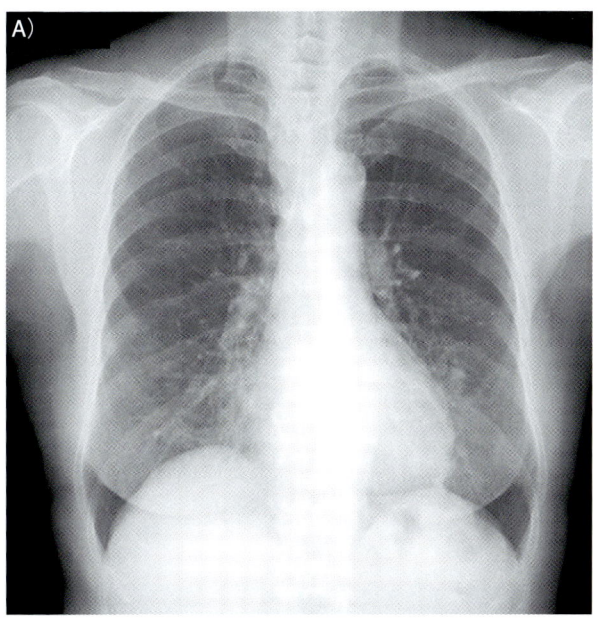

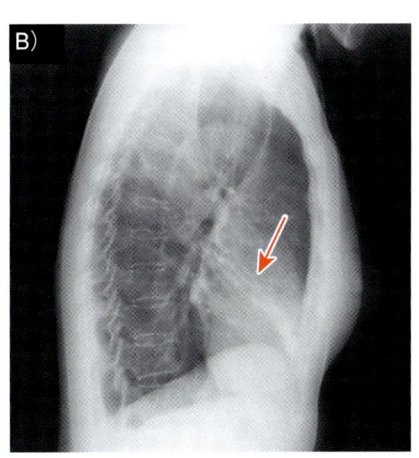

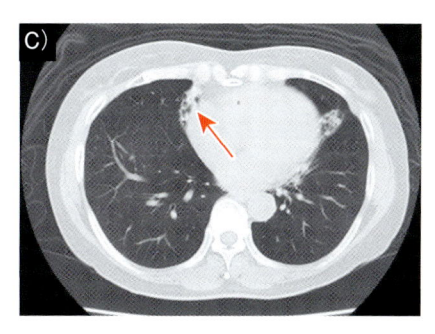

図11● 中葉舌区無気肺の例
A）正面像，B）側面像，C）CT像

2）中葉舌区無気肺の例

　右中葉の気管支拡張症（──▶）にともなうNTM（nontuberculous mycobacteriosis：非結核性抗酸菌症）のために，右中葉の含気の低下，右第2弓の消失（シルエットサイン陽性）がみられる（図11）．

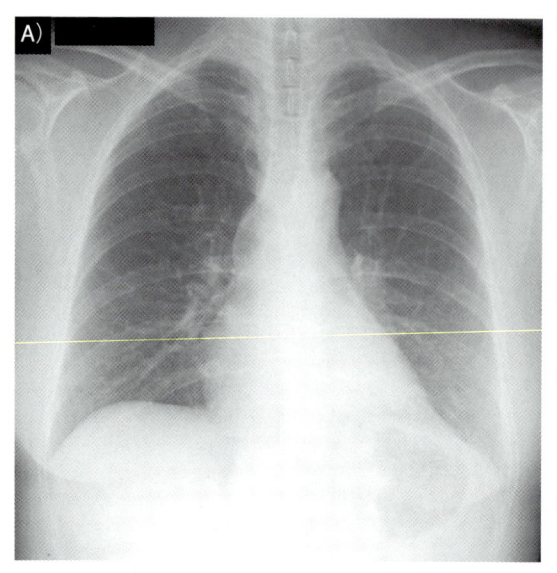

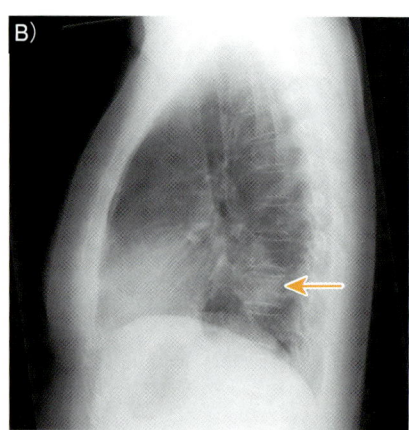

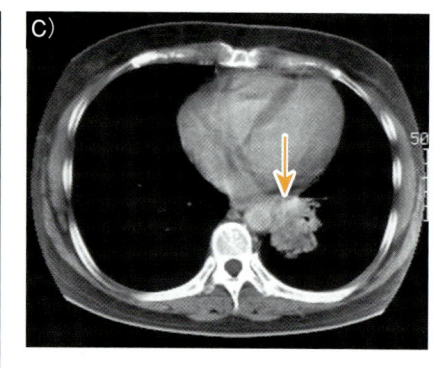

図12● 左下葉無気肺の例
　　A）正面像，B）側面像，C）CT像

3）左下葉シルエットサイン陽性の例

　左下葉に腫瘤（→）があり，下行大動脈下行線が消失している（シルエットサイン陽性，図12）．

参考文献・図書

1) Suzuki, A. & Nishiwaki, Y. : Lung cancer diagnosis. Kyowakikaku tsushin, 33-40, 1986
2) 山口哲生：胸部単純X線写真の読影．「呼吸器診療マニュアル　第2版」（森成 元 編），286-296，1998，文光堂

実践編

読影力を身につける画像診断Q&A

1 ● 発熱を主訴とする症例 ……………………… 98

2 ● 咳嗽，痰を主訴とする症例 ………………… 140

3 ● 息切れ，呼吸困難を主訴とする症例 ………… 194

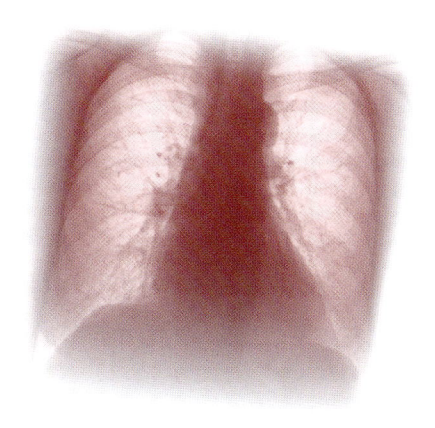

実践編：① 発熱を主訴とする症例

Case1 喫煙後に発熱，咳嗽が出現した18歳女性

病 歴

症 例：18歳　女性

病 歴：9月中旬より帰郷して，喫煙を3本/日程度はじめた．9月26日，27日に20本/日の喫煙を行って以降は喫煙していない．9月29日に左頸部（耳後部）リンパ節の疼痛あり．10月1日に38℃台の発熱と咳嗽があり，その後息切れも出現した．近医で抗菌薬クラリスロマイシンの投薬を受けたが翌日も改善しないため，当科を受診し即日入院となった．既往歴，家族歴に特記すべきことはなく，アレルギーの既往もない

飲酒歴：なし

身体所見：38.7℃の発熱を認め，脈拍120/分であったが，呼吸音・心音ともに異常はなかった

検査所見：安静時血液ガス所見；pH 7.46，PaO_2 51torr，$PaCO_2$ 34torrと低炭酸ガス血症を伴う低酸素血症を認めた．血算生化学；白血球数27,500/μL（好中球 91.5%，リンパ球 2.8%，単球 4.3%，好酸球 0.9%），CRP 8.61mg/dLであった．その他；肝臓，腎臓機能に異常はない

問題

Q1：胸部X線像（図1）の所見は？
Q2：診断と次に行うべき検査は？
Q3：治療は？

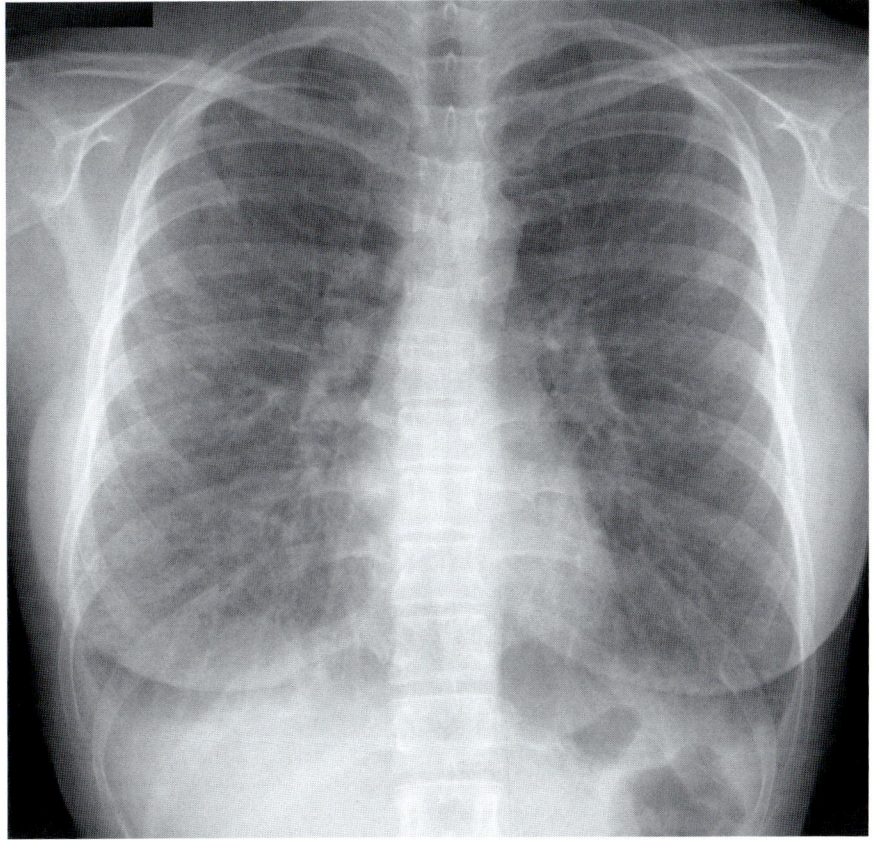

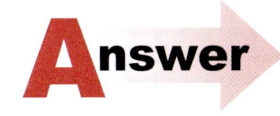

図1 ● 入院時 胸部X線像

答え

A1：両側肺のすりガラス状陰影，小結節状陰影と線状陰影．胸水の貯留

A2：急性好酸球性肺炎．薬剤性肺炎，ウイルス性肺炎を鑑別に考える．胸部CT検査と気管支鏡による気管支肺胞洗浄検査

A3：ステロイドホルモンによる短期治療

診断：喫煙開始後に発症した急性好酸球性肺炎

■ 解 説

1) 読影のチェックポイント

図2（および右の**模式図**）では，両側に広がるすりガラス状陰影（❶→），線状陰影を認める．さらに，よくみると小結節状陰影も認められる．線状陰影は，気管支血管束に沿った陰影（❷→）とKerley's B line（❸→）である．両側の肋骨横隔膜角が鈍で胸水貯留（❹→）と考えられる．

❶ すりガラス状陰影
❷ 線状陰影
❸ Kerley's B line
❹ 胸水貯留

2) 所見と診断

発病の様式から急性の炎症性疾患であるが，一般の市中肺炎にしては陰影が**広汎なすりガラス状陰影が主体**であるところが異なる．麻疹や水痘などのウイルス性肺炎としては他の所見（流行や皮膚所見）が乏しい．また，純インフルエンザ肺炎としては時期が冬季でないことと，全身症状が軽いことなどから否定的である．薬剤性肺炎は一応考えなければいけな

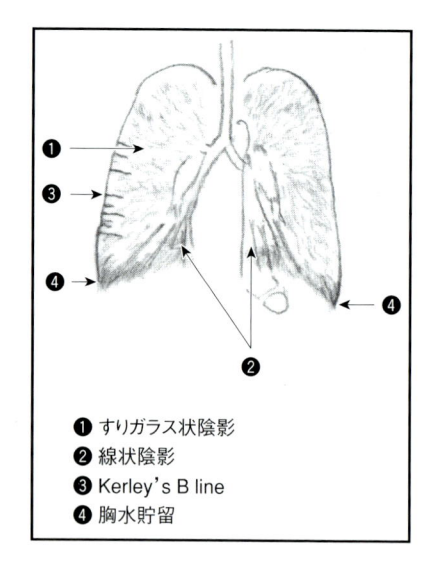

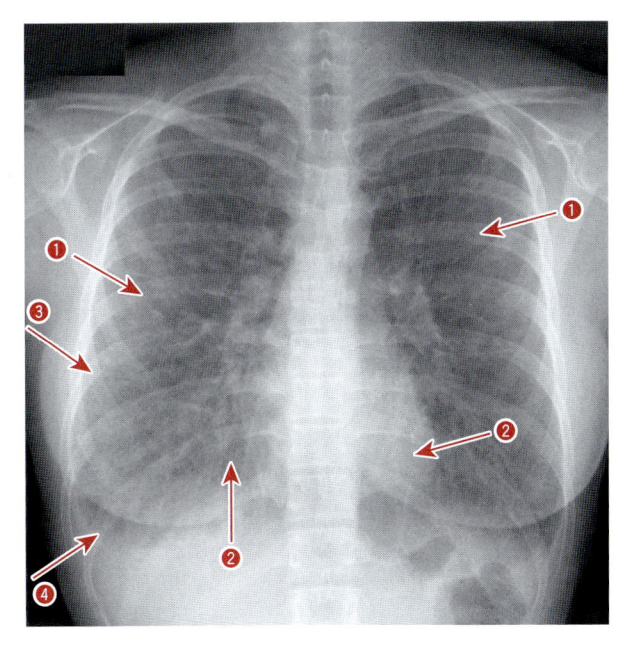

図2●入院時 胸部X線像

いが，投薬期間が丸一日だけで，症状が投薬前後で全く変わっていないことからやはり否定的である．

　胸部HRCT（high-resolution CT）像（図3）では，小葉間隔壁の肥厚（❶➤），葉間の肥厚（❷➤），小葉中心性の斑状陰影（❸➤），小葉中心性の粒状陰影（❹➤）などがみられる．**小葉間隔壁の肥厚**は，原因物質が**経リンパ行性**に広がったことを考えさせる．小葉中心性の陰影の形成は，**経リンパ行性進展の「最末端」としての「小葉中心間質」に病巣が形成**されたものであろう．

　喫煙を契機に発症していること，若年者であること，胸部X線像が広義の間質性の陰影であることから，急性好酸球性肺炎をまず考えるべきである．胸部X線像も合致する．はたして，気管支鏡による気管支肺胞洗浄液の総細胞数は増加しており，その**好酸球分画は68%と著増**していた．経気管支肺生検（transbronchial lung biopsy：TBLB）では肺胞壁への好酸球の浸潤がみられたが，本症の確定診断のためには生検は必ずしも必要ではない．

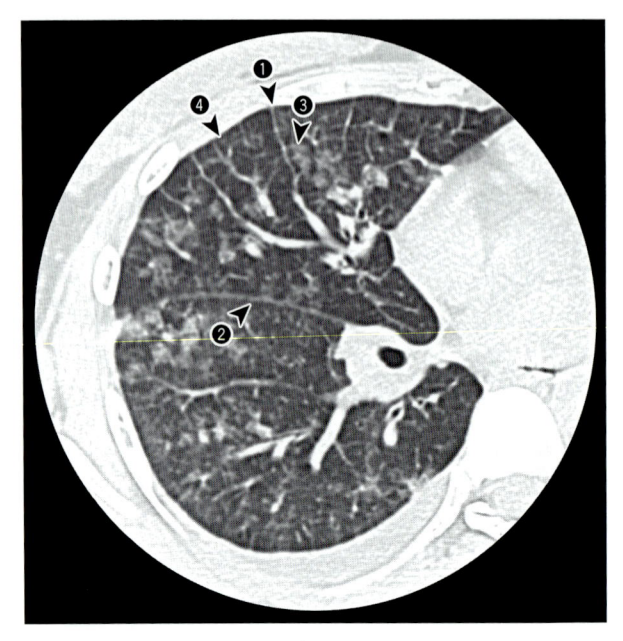

図3●胸部HRCT所見
（肺野像）

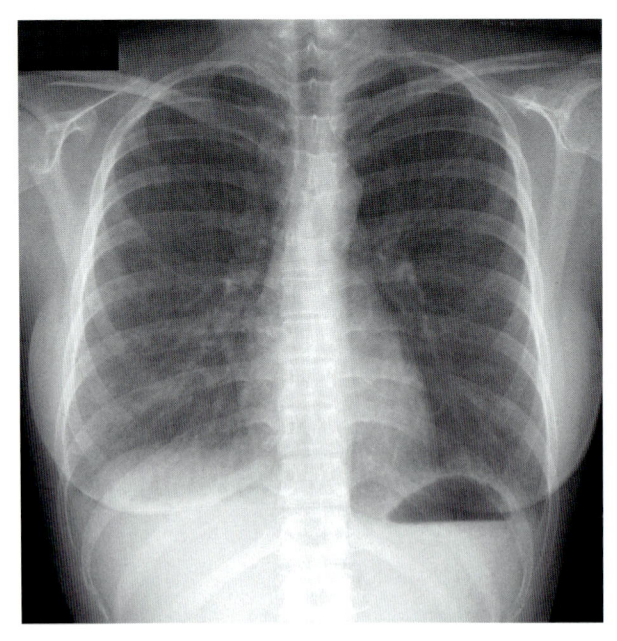

図4●mPSL治療翌日の
胸部X線像

3) その後の治療

　　急性好酸球性肺炎は無治療でも改善した報告はあるが，低酸素血症が著しかったため，気管支鏡検査直後にメチルプレドニゾロン（mPSL）500mg/日を2日間投与した．翌日には，自覚症状も胸部X線像（図4）も著明に改善していた．

　喫煙開始直後に急性好酸球性肺炎が発症することは，わが国では数多く報告されているが，諸外国では稀である．タバコの製造過程の違いなのか，人種的な差によるものなのか，明らかではない．

診断の決め手！
・若年者で喫煙開始後に咳嗽，呼吸困難，広範な肺野の広義間質性陰影の出現
・BALF中好酸球数は増加する（好酸球数／総細胞数≧25％）が末梢血中好酸球数は必ずしも増加しない

実践編：① 発熱を主訴とする症例

Case2 発熱，咳嗽，急激な呼吸困難で来院した72歳男性

病 歴

症　例：72歳　男性

病　歴：1996年7月に，他院で右下葉原発の低分化扁平上皮癌（右癌性胸水，肋骨転移あり．T4N2M1）と診断され，胸水ドレナージと癒着術を施行された．10月からシスプラチン＋カンプトテシンの化学療法を受けたが副作用のために1コースで終了した．'97年1月9日から30日まで，右第9肋骨（転移部位）中心に31.5グレイの放射線照射療法をうけたがその後は痛みどめなどで落ち着いていた．6月になって咳・痰などの症状があり，次第に増強して38℃の発熱，息切れも出現してきたため，6月14日に救急車で搬送され入院となった

喫煙歴：20本／日×40年

身体所見：入院時，38℃の発熱あり．左背側に湿性ラ音を聴取した

検査所見：血算生化学；白血球数 14,800/μL，CRP 15mg/dLと増加．動脈血ガス；pH 7.40，PaO_2 48.6torr，$PaCO_2$ 45.5torr．その他；血液培養と喀痰培養は陰性であった

問題

Q1：胸部X線像（図1，2）および胸部HRCT像（図3）の所見は？

Q2：診断と治療は？

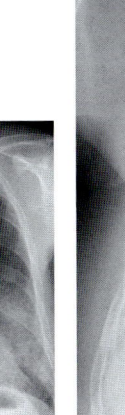

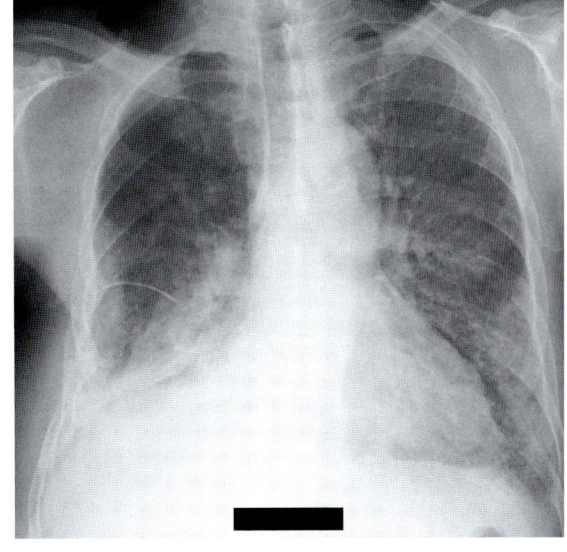

図1●来院時 胸部X線像

図2●第3病日の胸部X線像

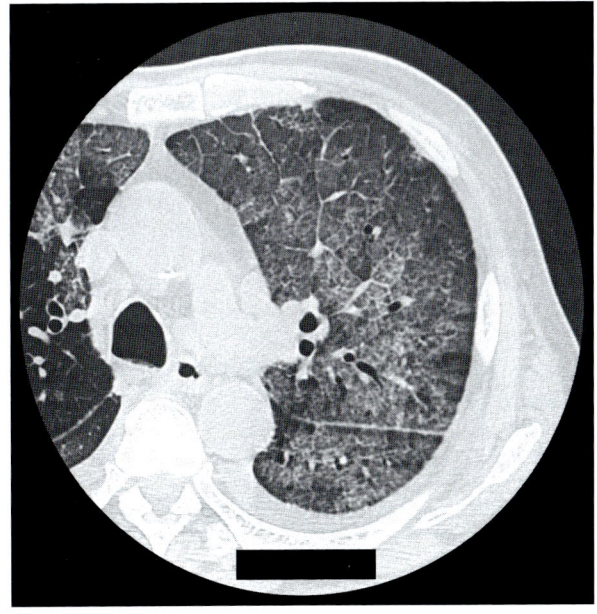

図3●第3病日の胸部HRCT像

> **答え**
>
> A1：胸部X線像（模式図，図4）：右下葉は手術後の像❶で，左下葉には広範なすりガラス陰影❷が広がっている．
> 胸部HRCT像（図7）：左上肺野に広範なすりガラス状陰影が広がり，小葉間隔壁の肥厚（❶→），小葉内網状陰影（❷→），少量の胸水（❸→）が認められる
>
> A2：AIP（急性間質性肺炎）を考える．ステロイドパルス療法などを行う

診断：急激に発症し，10日間の経過で死亡した急性間質性肺炎の1例

■ 解説

1）読影のチェックポイント

右下肺は肺癌治療（手術，放射線）後の変化である．左下肺に広汎なすりガラス状陰影が認められる．3日間で図4から図5に進行している．

❶ 肺癌手術後
❷ 広範なすりガラス陰影

2）所見と診断

以前に肺癌の治療歴はあるが，最終的な抗癌剤や放射線治療後6カ月以上経過しており，抗癌剤による直接的な薬剤性肺炎や放射線による間質性肺炎は考えづらい．このように**急激な呼吸困難とARDS様の広範なすりガラス状陰影を呈し，直接的な誘因がみつからない場合はAIPを考える**．これは1986年にKatzensteinが報告した稀な病態である．広汎なすりガラス状陰影の鑑別として急性好酸球性肺炎(acute eosinophilic pneumonia：AEP)やPCP（*Pneumocystis jirovecii* pneumonia）なども考えられるがAIPの進行ははるかに

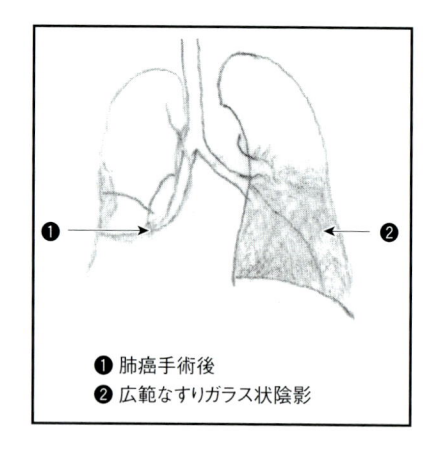

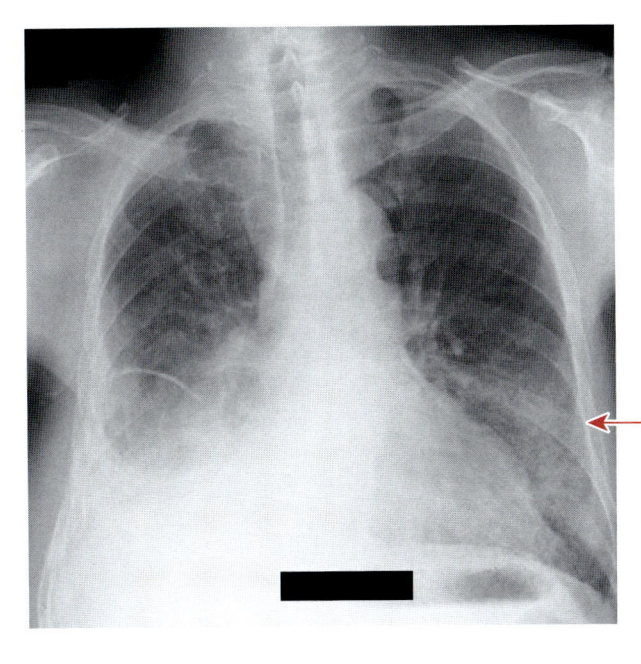

図4● 来院時 胸部X線像
右下肺に手術後の像,左下肺にすりガラス陰影が広がっている(→)

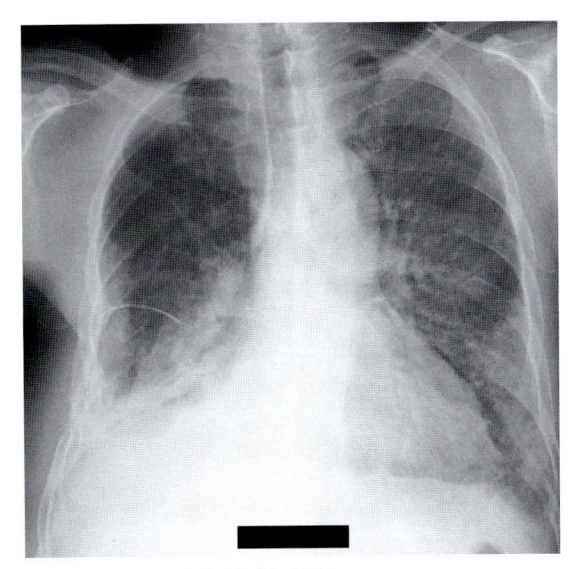

図5● 第3病日 左全肺胸部X線像
左全肺に広範にすりガラス陰影が拡大した

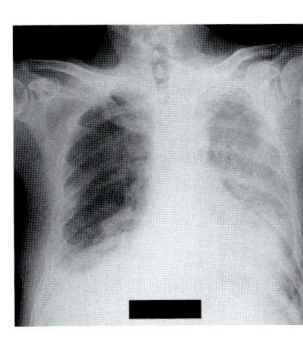

図6● 第10病日 胸部X線像
全肺にすりガラス状陰影が広がっている

表●特発性間質性肺炎（IIPs）

	頻度	ステロイド薬の有効性	喫煙関連
1．特発性肺線維症（IPF）	◎	×	○
2．非特異的間質性肺炎（NSIP）	○	△	
3．急性間質性肺炎（AIP）			
4．特発性器質化肺炎（COP）	△	◎	
5．剥離性間質性肺炎（DIP）		○	○
6．リンパ球性間質性肺炎（LIP）			
7．呼吸細気管支炎／間質性肺炎（RB-ILD）		○	○

- IPF：idiopathic pulmonary fibrosis
- 頻度が高いのはIPFとNSIPである．NSIPは，cellular（細胞性）とfibrotic（線維性）に分類される．
- ステロイド薬に有効性が高いのはCOP，DIP，RB-ILDやcellular NSIPであり，他のものは有効性は低い．
- IPF，DIP，RB-ILDは喫煙に関連して発症する．

急激で予後が悪い．ある程度時間が経過すると肺の線維化が起こり，胸部CT像で**牽引性気管支拡張像**が認められてくる．

3）その後の治療

本例は急激な経過をたどり，すりガラス状陰影が広がった（図4～6）．抗菌薬治療＋ステロイドパルス療法に全く反応せず，第10病日に死亡された．剖検所見は急性間質性肺炎に合致する浸出期のDADの像であった．

> **Memo**
>
> **急性間質性肺炎（acute interstitial pneumonia：AIP）は，特発性間質性肺炎（idiopathic interstitial pneumonias：IIPs）の1つである**．IIPsについては，表に記載する．**特発性（idiopathic）とは原因不明であること**を意味している．本症例は，放射線治療終了4カ月後の発症であり，この症例をAIP（原因不明の急性間質性肺炎）とするか，肺がん治療後の急性呼吸促迫症候群（acute respiratory distress syndrome：ARDS）として扱うかは意見がわかれるかもしれないが，著者は放射線治療後4カ月も経過していることから，やはり原因不明という意味でAIPとして扱った．
>
> **AIPの病理像はびまん性肺胞障害（diffuse alveolar damage：DAD）**であり，初期の滲出期には肺胞に硝子膜が形成されて肺胞口が閉鎖されるが，生存していれば器質化期に移行する．**器質化期では，肺の線維化によって気管支の牽引性拡張所見などがみられる**．本症例は，急激に広汎で重症なDADが惹起されたために，胸部HRCT所見も牽引性気管支拡張所見はなく，ほぼ全肺のすりガラス状陰影のみであり，剖検所見も**滲出期のDAD病変（新鮮な硝子膜形成）**が主体であった．
>
> 初期の急性炎症をステロイドパルス治療などで抑えることができれば予後はよいが，抑えられなければ本症例のように短期間で死亡することが多い．

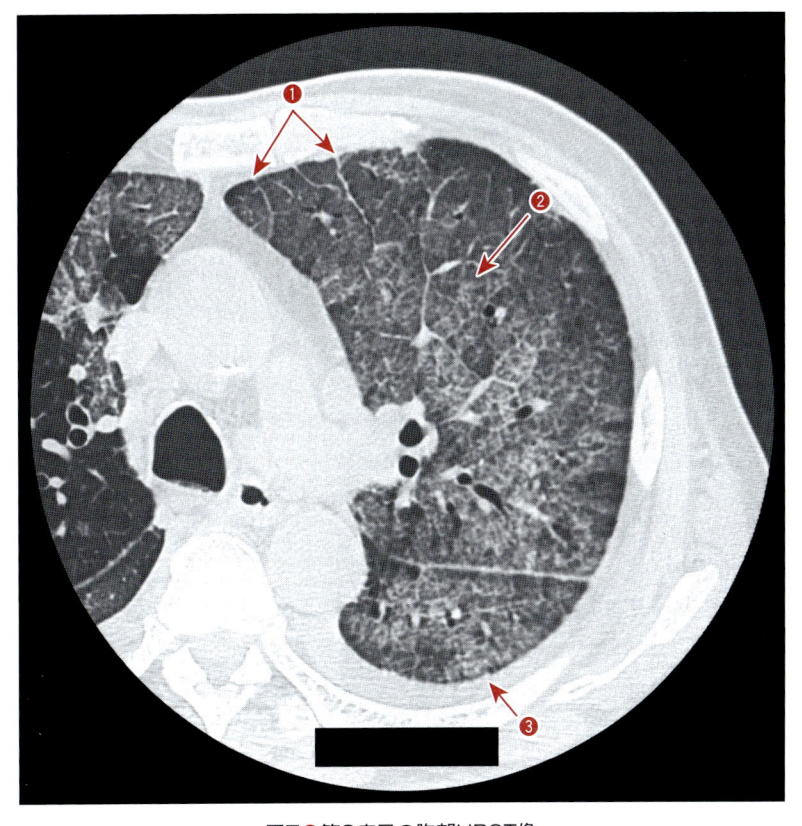

図7●第3病日の胸部HRCT像

> **診断の決め手！**
> ・原因（誘因）不明．担癌状態だが，明らかな免疫不全状態ではない
> ・急激な発症と進行
> ・著しい低酸素血症と呼吸困難
> ・びまん性のすりガラス状陰影

実践編：① 発熱を主訴とする症例

Case3 発熱と息切れを訴える41歳男性

病　歴

症　例：41歳　男性

病　歴：3月下旬に家族に感冒様症状があった．その後本人も同様の症状が出現し，39℃程度の発熱があり，近医を受診した．3月29日，4月6日，4月7日，4月17日と受診して抗生物質と解熱薬の投与を受けていた．そのころから息切れが出現し，発熱も改善しないため，4月21日に再度受診し胸部X線撮影をしたところ，異常を指摘されて，同日外来受診され入院となった

既往歴：特記すべきことなし

喫煙歴：30本／日×21年

飲酒歴：機会飲酒

身体所見：両側下肺野に左側優位のfine crackleを聴取した

検査所見：血算生化学；白血球数 20,100/μL（好中球：83.7％，リンパ球：11.9％，好酸球：1.1％，単球：1.8％），CRP 6.41mg/dLと炎症反応を認める．来院時動脈血ガス；pH 7.44，PaO_2 72torr，$PaCO_2$ 34torrであった．その他；肝腎機能などその他には異常を認めない

問題

Q1：胸部X線像（図1）の所見は？
Q2：診断は？
Q3：治療は？

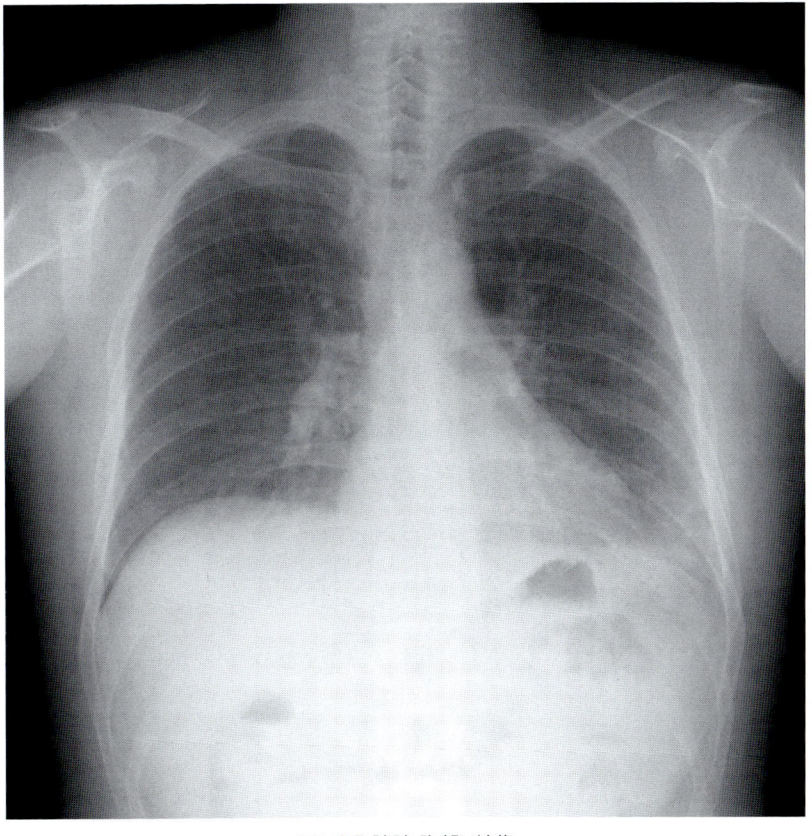

図1● 入院時 胸部X線像

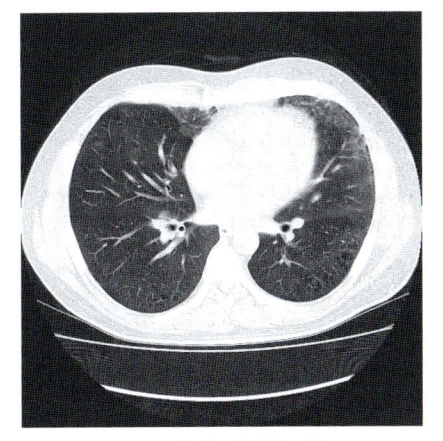

図2● 中肺野胸部CT像

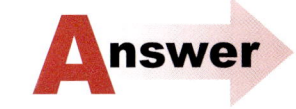

実践編

① 発熱

発熱

呼吸困難

Answer

111

> **答え**
> A1：両側下肺野を主体とした広範なすりガラス状陰影（図3 →）
> A2：1カ月弱の経過で悪化したびまん性のすりガラス状陰影を呈するものであり，薬剤の服用歴があることから薬剤性肺炎をまず考える
> A3：中等から重症例ではステロイド治療の適応となる．本例は無治療で自然に治癒した

診断：びまん性すりガラス状陰影を呈した薬剤性肺炎の1例

■ 解 説

1）読影のチェックポイント

「い」の字に沿って，次の点についてチェックする．

胸部X線像（図3）：肺野全体に，ほぼ左右対称にすりガラス状陰影があり，下肺野優位．

矢印　すりガラス状陰影

胸部CT像（図4, 5）：広汎なすりガラス状陰影（❶→）が認められ，**正常部位と異常（すりガラス状）部分が明瞭に境（❷→）された汎小葉性すりガラス状陰影**を呈している．この所見は，ウイルス性肺炎やアレルギー性肺疾患で多く認められる（汎小葉性すりガラス状陰影：実践編① Case 5参照）．

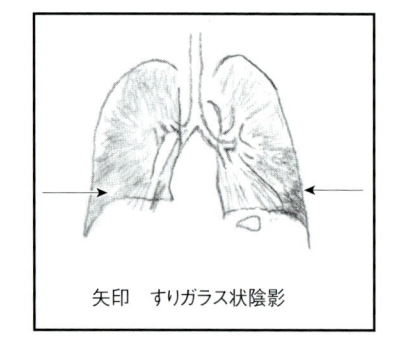

2）所見と診断

鑑別疾患として，①ニューモシスティス肺炎（*Pneumocystis jirovecii*

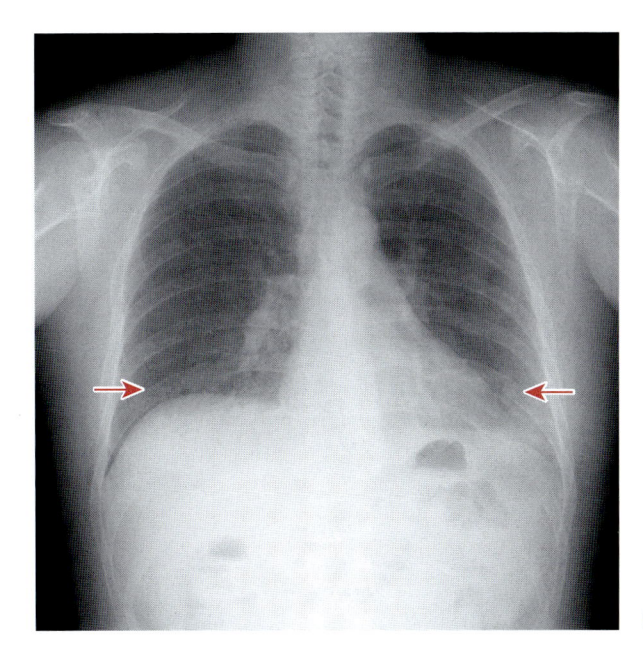

図3● 入院時 胸部X線像

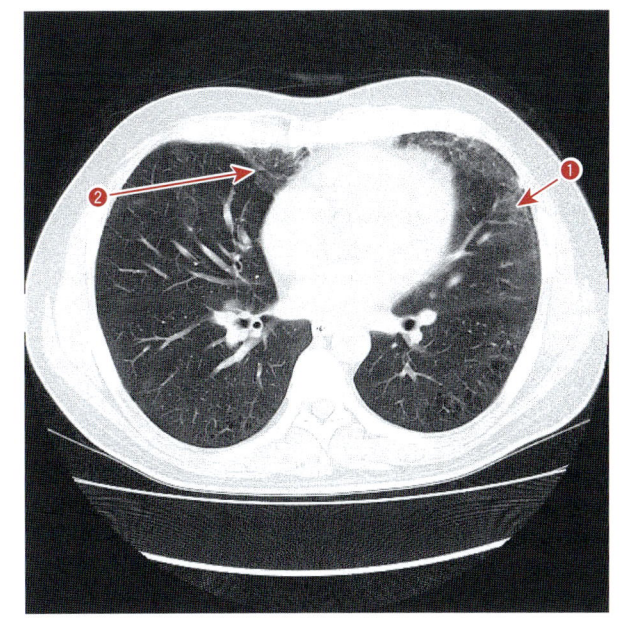

図4● 中肺野胸部CT像
❶すりガラス状陰影，❷正常部位と異常部位が明瞭に分かれている（汎小葉性すりガラス状陰影）

実践編
① 発熱

発熱

呼吸困難

113

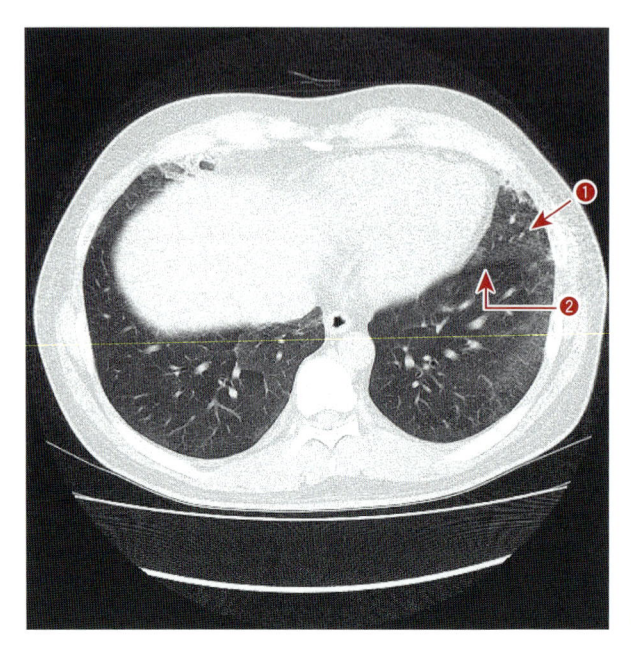

図5●下肺野胸部CT像

pneumonia：PCP），②レジオネラ菌などによる非定型肺炎，③急性間質性肺炎，④過敏性肺炎，⑤薬剤性肺炎などが考えられる．PCPに関しては，長期の免疫抑制剤治療などを受けていなければAIDSに伴うものであり，医療面接，および患者さんからの許可を得てHIV抗体の測定を行うことで鑑別される．本症例ではHIV抗体は陰性であった．レジオネラなどの非定型肺炎や急性間質性肺炎などでは，かなりの重症感があるのが一般である．本症例は発熱のわりには，咳や痰は少なく，全身状態もよかったので，否定的である．また，家屋環境や真菌による過敏性肺炎も病歴からは考えづらい．

　詳しく服薬歴をきくと，3月29日にはセフジニル（セフゾン®），アセトアミノフェン（ピリナジン®），4月6日にはファロペネムナトリウム水和物（ファロム®），PL顆粒，4月7日にはジクロフェナクナトリウム（ボルタレン®），4月15日には再びセフゾン®，PL顆粒と去痰薬などが投与されており，息切れの出現も最終日ごろからであることから，薬剤性肺炎を強く疑う．

3）その後の経過

入院後の気管支肺胞洗浄液検査では，**総細胞数の増加**があり，**リンパ球68％**，好中球 27％，CD4/8比は2.2であった．**アレルギー性の機序**が考えられる．

セフゾン®の**DLST（drug-induced lymphocyte stimulation test：リンパ球刺激テスト）**[※1]は193％と陽性であり，無治療で改善し，過敏性肺炎を疑って行った帰宅誘発試験も陰性であったため，セフジニルによる薬剤性肺炎と診断した．なお，**筆者の経験では，薬剤性肺炎は，本症例のように発熱がおさまらず服薬をつづけている例に発症することが多い**．

> **Memo**
> ※1　DLST：DLSTが陽性ということは，その患者のリンパ球（T細胞）がその薬剤により活性化されうることを示しており，その薬剤の服用継続によってリンパ球が増殖して何らかの臓器障害（皮膚，肺，肝などの障害）を発症する可能性が高いことを意味している．しかし，偽陽性，偽陰性もありうるので，結果の解釈は慎重に行う．

診断の決め手！
・薬剤の服用中に発症している
・発熱の持続，息切れの悪化
・びまん性すりガラス状陰影

実践編：① 発熱を主訴とする症例

Case4 発熱，呼吸困難を主訴とした39歳女性

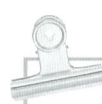

病歴

症　例：39歳　女性

病　歴：3月11日に咽頭痛が出現し，抗菌薬投与を受けたが改善しなかった．その後，咳嗽，呼吸困難が出現してきたため3月28日に再び同医院を受診した．その際に喘鳴を指摘され，プレドニゾロン15mg/日の投薬を3日間受けたが，さらに労作時の呼吸困難が増悪し，39℃台の発熱をきたすようになり，4月5日に外来受診され入院となった

身体所見：体温：39.2℃．胸部聴診上背側下肺野でfine cracklesとsquawkを聴取した．その他には特記すべきことなし

検査所見：血算生化学；白血球数 25,100/μL（好中球 80.4％，リンパ球 12.4％），CRP 12.8mg/dL．その他は異常なし．動脈血ガス；pH 7.428，PaO_2 46.9mmHg，$PaCO_2$ 32.4mmHg

問題

Q1：胸部X線像（図1）と胸部HRCT像（図2）の所見は？
Q2：診断は何か．また，確定診断をつける方法は？
Q3：治療はどのように行うか？

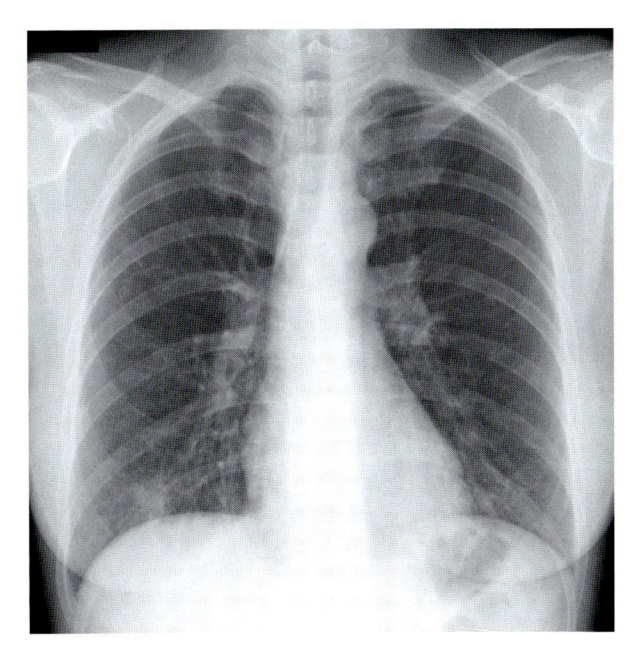

図1●初診時 胸部X線像

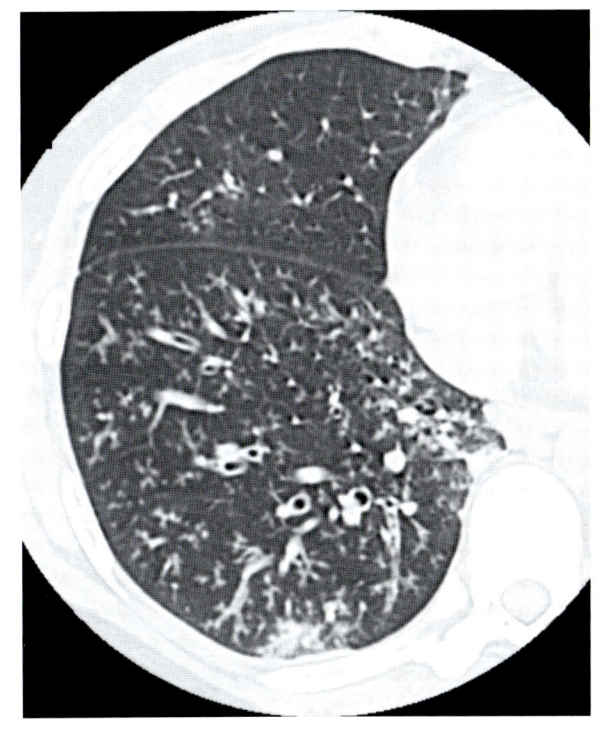

図2●入院時 胸部HRCT像

> **答え**
>
> A1：X線像では，右下肺野に斑状の浸潤陰影を認め，その周囲に細かい粒状陰影がみられる．胸部HRCT像では，小葉中心性の粒状陰影とそれらが融合したと思われる浸潤陰影，細い気管支壁の肥厚がみられる
>
> A2：画像所見は小葉中心性の粒状陰影が主体であり，急性細気管支炎の像である．このような状態をきたす成人の疾患として最も多いものはマイコプラズマであり，マイコプラズマ細気管支炎と考える．確定診断のためには，ペア血清での抗体価の上昇をみる
>
> A3：治療はマクロライド系またはテトラサイクリン系抗菌薬をベースとして，ステロイドを十分に投与する

診断：マイコプラズマによる急性細気管支炎の1例

■ 解 説

1）読影のチェックポイント

図3では，右下肺野に斑状の浸潤陰影（❶→）を認める．よくみると**トラムライン**[※1]（❶'→）と広汎に**細かい粒状陰影**が認められる（❷→）．図4では，小葉中心性の粒状陰影（❷→），それらが融合したと思われる浸潤陰影（肺炎像：❸→），**細い気管支壁の肥厚**（❹→）が認められる

❶ 斑状浸潤陰影
❶' トラムライン
❷ 粒状陰影

2）所見と診断

マイコプラズマは非定型肺炎の起炎菌の代表として知られているが，ときにこのような細気管支炎をきた

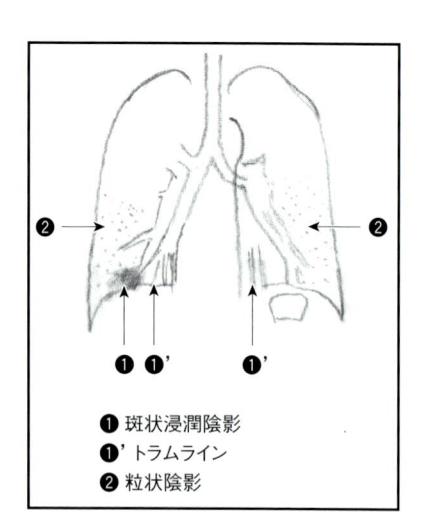

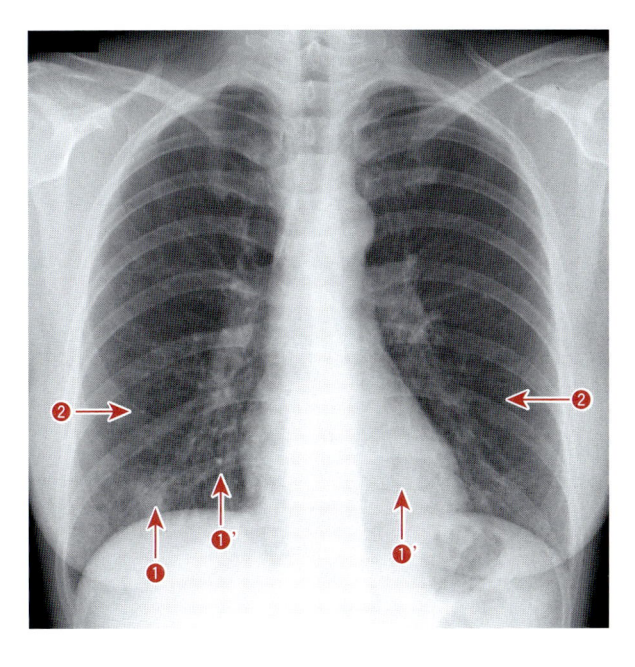

図3●初診時 胸部X線像

すことがある．一般に本症例のように，**マイコプラズマ細気管支炎では，呼吸困難，強い咳嗽や喘鳴，低酸素血症を呈することが多い**．小児ではRS（respiratory syncytial）ウイルスや百日咳菌なども細気管支炎をきたすとされているが，成人例ではきわめて稀である．

　診断のためには**胸部HRCT検査を行い，小葉中心性の粒状陰影を認めることで本疾患を疑う**（図4，5）．**マイコプラズマ抗体価をペア血清で測定**してその変化をみることで診断が確定されることが多い．**寒冷凝集反応の上昇**も特徴的である．本症例では，マイコプラズマPA価は来院時160倍であり，4週間後，8週間後はともに40倍であった．これはおそらくは入院開始後から続けて使用したステロイド薬によって抗体価の上昇が抑えられたためと考えている．

Memo

※1　**トラムライン（tram line）**：比較的細い気管支の炎症によって気管支壁が肥厚し，列車（tram）のレールのようにみえるもの．"railway sign" とも呼ばれる（右図）．**気管支拡張症**でよくみられる所見である．

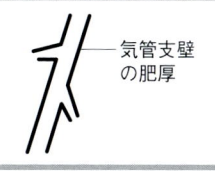

気管支壁の肥厚

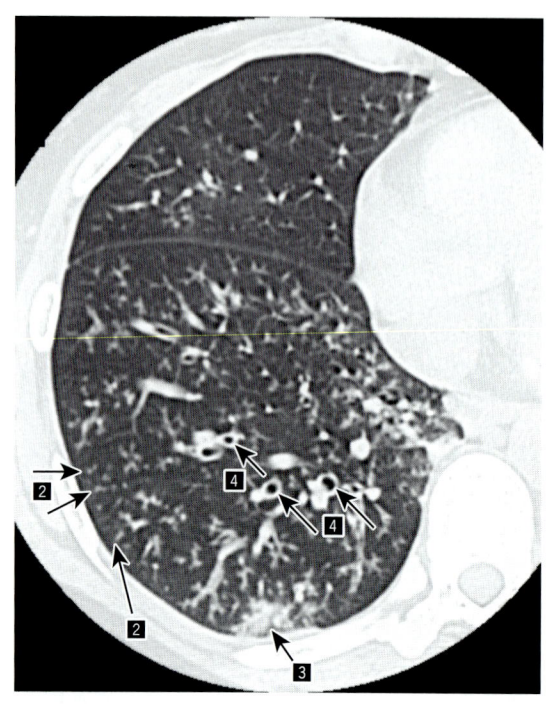

図4●入院時 胸部HRCT像

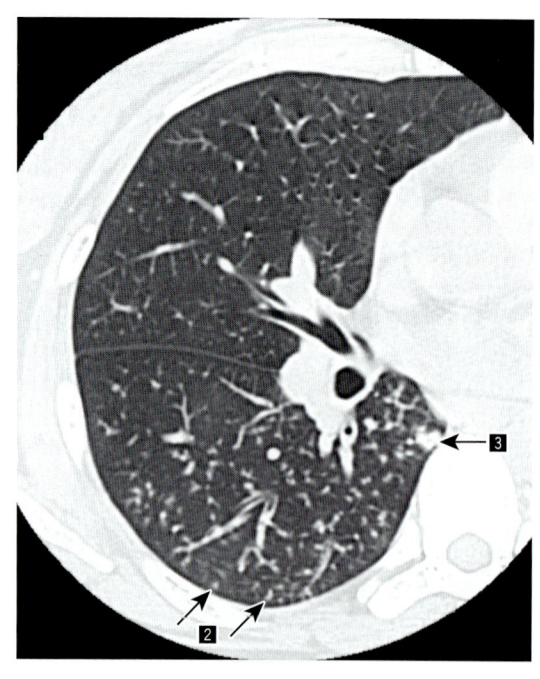

図5●右中葉の高さの
胸部HRCT像

3）その後の治療

治療は，ミノサイクリン（ミノマイシン®）200mg/日に加えてプレドニゾロン（プレドニン®）80mg/日を開始し，その後2カ月で漸減中止とした．自覚症状，画像，呼吸機能ともに改善した．**マイコプラズマ細気管支炎では予後不良の例が報告されているが，初期のステロイド治療を十分に行うことが重要**と考えられる．

> **Memo**
>
> **マイコプラズマ感染症**は，急性上気道炎，急性気管支炎，急性肺炎を呈するのが一般的である．ときにこのような**急性細気管支炎**となり，発熱と咳嗽以外に呼吸困難，低酸素血症を呈する．マクロライドまたはテトラサイクリンに**ステロイド薬の十分量の投与**が重要である．

診断の決め手！
- 急性の経過で感冒症状に続いて悪化
- 胸部HRCT像で，小葉中心性の粒状影や細気管支壁の肥厚を認める
- ペア血清でのマイコプラズマ抗体価の上昇

実践編：① 発熱を主訴とする症例

Case 5 発熱，呼吸困難，全身倦怠感を主訴とした49歳男性

病歴

症　例：49歳　男性

主　訴：発熱，呼吸困難，全身倦怠感．1998年1月25日，東京に仕事で出てきて数人で一部屋に宿泊した．翌日朝から突然の38℃台の発熱，関節痛が出現し，乾性咳嗽，咽頭痛，さらに腰痛が出現するようになった．近医を受診したが改善せず，呼吸苦も出現してきたため1月29日に外来受診され入院となった

喫煙歴：80本／日×約30年間

飲酒歴：アルコールにアレルギーがあり，飲酒はせず

身体所見：体温 39.2℃．脈拍 112/分，呼吸数 32/分．咽頭発赤あり．全肺野でfine cracklesとsquawkを聴取した

検査所見：血算生化学；白血球数 16,500/μL（好中球 86%，リンパ球 8%），CRP 16.8mg/dL，AST，ALT，LDHは軽度上昇．動脈血ガス；pH 7.34，PaO_2 40.8torr，$PaCO_2$ 50.3 torr．入院後経過；肺炎像を認め，入院後直ちに抗生剤（SBT/CPZ）とMPSL 500mgの投与を行ったところ，自覚症状は翌日にはやや改善するかにみえたが，第4病日には自覚症状，胸部X線像（図1）ともに悪化している．

問題

Q1：診断は何か？
Q2：胸部X線像（図1），胸部HRCT像（図2）の所見は？
Q3：確定診断のために行うべき検査は？

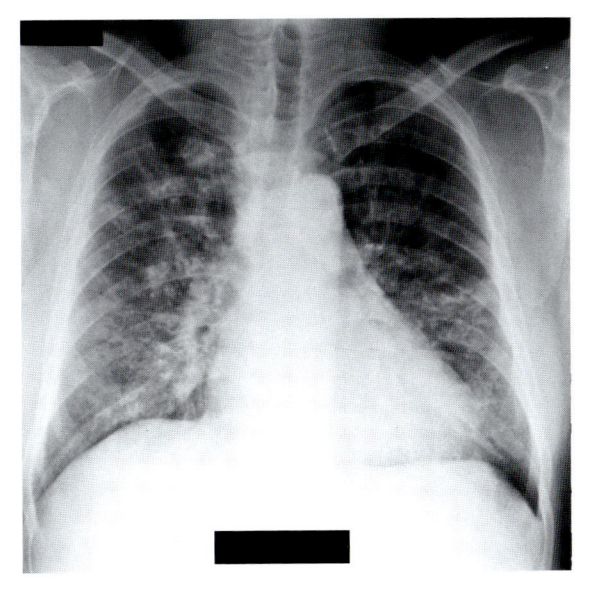

図1●胸部X線像
（第4病日）

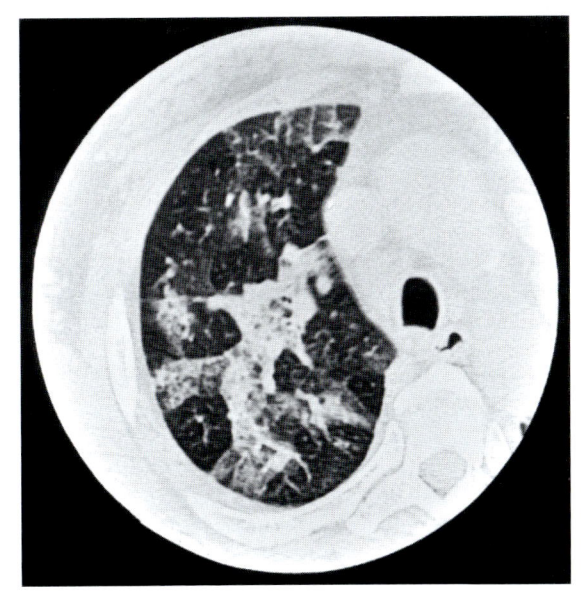

図2●胸部HRCT像

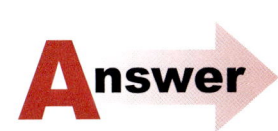

> **答え**
>
> A1：インフルエンザ．インフルエンザ肺炎
>
> A2：胸部X線像（図3）：下肺野中心の広範なすりガラス状陰影（○）．多発性の斑状陰影（→）．胸部HRCT像（図4）：汎小葉性すりガラス状陰影（▶）．小葉間隔壁の肥厚（→）
>
> A3：迅速診断キットによるインフルエンザ抗原の検出．血清診断（HI法，CF法）．

診断：広範な汎小葉性すりガラス状陰影を呈したA型インフルエンザ肺炎の1例

■ 解 説

1）読影のチェックポイント

「い」の字を用いて両側広範な，斑状のすりガラス状陰影をチェックする．

胸部X線像（図3）では，下肺野中心の広範なすりガラス状陰影（○），多発性の斑状陰影（→）がみられる．このような広範な陰影は，一般の市中肺炎のなかでは，マイコプラズマ，オウム病，ニューモシスティス肺炎などで見ることがある．

❶ 広汎すりガラス状陰影
❷ 多発性斑状陰影

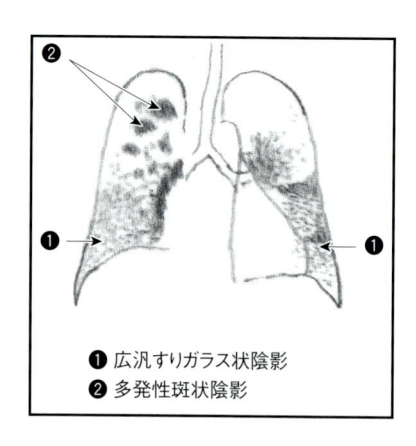

胸部HRCT像（図4）では，すりガラス状陰影と正常の肺野部分が明瞭な線で境されているのがわかる（▶）．肺の構造の中で出現するこの明瞭な線は，小葉間の隔壁（→）以外に考えられない（図5参照）．このように**淡いすりガラス状陰影（ground glass opacity）や濃度の高い浸潤**

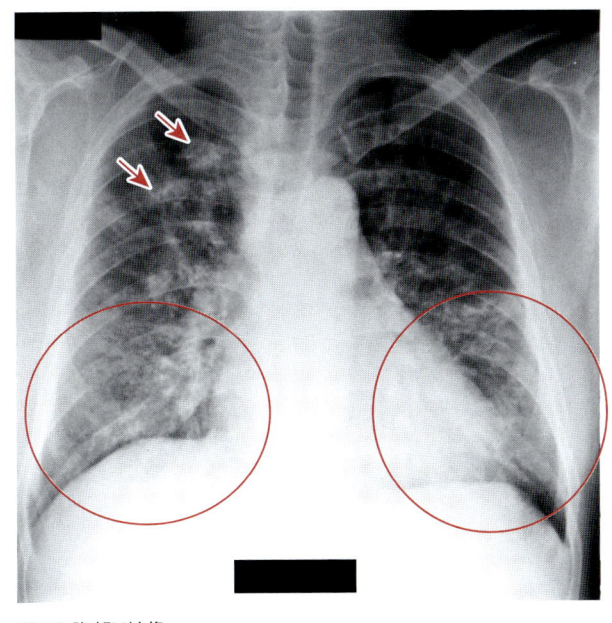

図3● 胸部X線像
多発性斑状陰影（→），すりガラス状陰影（○）

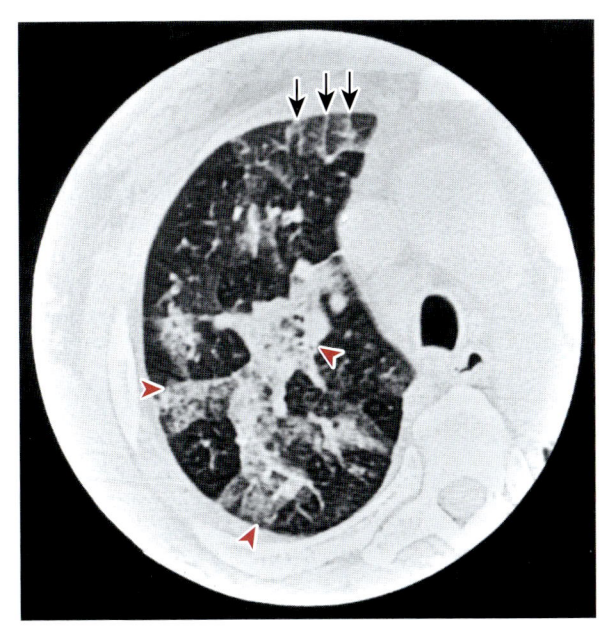

図4● 胸部HRCT像
小葉間隔壁の肥厚（→），汎小葉性すりガラス状陰影（▶）

図5● 汎小葉性陰影の模式図

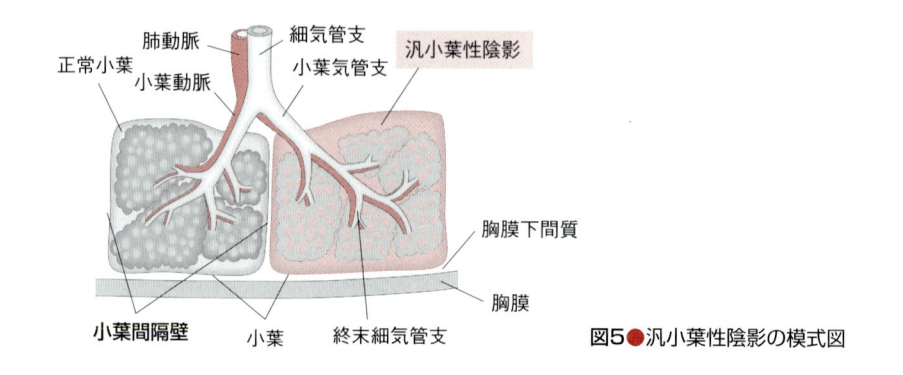

影（consolidation）が小葉単位で発現して，**陰影が小葉間隔壁で比較的明瞭に境されている場合を，汎小葉性陰影と呼ぶ**．**汎小葉性すりガラス状陰影はアレルギー性間質性肺疾患で多く観察される**が，稀にこのような感染症でも観察される．過敏性肺炎は，実践編②Case5にて，小葉中心性粒状陰影を呈するものを示したが，肺胞胞隔炎のために汎小葉性すりガラス状陰影を呈する場合もある．

A型インフルエンザ[※1]による純ウイルス性肺炎では，本症例のように汎小葉性のすりガラス状陰影を呈するものが多い．

迅速診断キットのなかった当時は，インフルエンザ肺炎を疑った場合の確定診断は血清診断で行われた．この症例では，入院時32倍以下であったインフルエンザA型（H_3N_2）株の抗体価が10日後に4,096倍に上昇しており，診断が確定された．

2）所見と診断

この症例の診断において最も大切なのは，問診である．咽頭痛と咽頭発赤があるので感染症であろう．また，「冬季に突然，発熱・関節痛をきたし，その後，腰痛・咽頭痛・咳嗽が発現してきた」という病歴だけで，インフルエンザであろうと推測できる（**influenza like illness：ILI**，なお，本症例は迅速診断キットのなかった10年以上前の症例である）．

本症例の画像は，汎小葉性すりガラス状陰影の広範な撒布であり，純粋なA型インフルエンザウイルスによる肺炎でよくみられるパターンである．

このように広範な陰影を呈するインフルエンザ肺炎は，ときにARDSをきたし人工呼吸管理が必要になることもある．本症例ではスルペラゾン®，ミノサイクリン，メチルプレドニゾロン 500mg×2日を併用し一旦改善したかにみえた病勢が第4病日で悪化した．薬剤による悪化も考えて一旦すべての薬剤を中止にしたが，その後は幸いにして抗体価上昇による自然改善が間に合い，軽快退院した．

> **Memo**
>
> ※1 **インフルエンザ**：インフルエンザは冬期に流行し，突然の悪寒，発熱，関節痛，頭痛などを主徴とする．A, B, C型があるが，全身症状が強いのはA型とB型である．症状の発現が急峻である理由は，増殖速度が速く，1個のインフルエンザウイルスが24時間で100万個にも増殖するからである．潜伏期間は平均2日（1〜4日）間で症状出現の前日から出現後5日目くらいまで感染性があるとされる．

診断の決め手！
- 突然の発熱と全身症状（ILI）
- 広範な汎小葉性すりガラス状陰影
- ペア血清での抗体価の上昇

実践編：① 発熱を主訴とする症例

Case6 全身倦怠感と発熱のみを訴える54歳男性

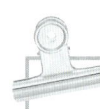

病　歴

症　例：54歳　男性

既往歴：特記すべきことなし

病　歴：6月25日から食欲不振，その後全身倦怠感が出現した．その後38℃台の発熱も伴い，6月28日に近医を受診した．漢方薬などを処方されたが症状が持続するため，7月1日に当科を受診した．咽頭，扁桃に異常なし．咳嗽，喀痰はなし．胸部X線像（図1）で異常を認めたため即日入院となった

喫煙歴：なし

飲酒歴：機会飲酒

身体所見：右背側下部にfine cracklesを聴取した

検査所見：血算生化学；白血球数 7,400/μL（好中球：83％，リンパ球：9％，単球：5％），CRP 11.5mg/dL，AST 155 IU/L，ALT 167 IU/L，LD 370 IU/L（正常値 225以下）．その他；特に異常なし

問題

Q1：胸部X線像（図1），胸部HRCT像（図2）の所見は？
Q2：診断と診断確定のためのプロセスは？
Q3：治療は？

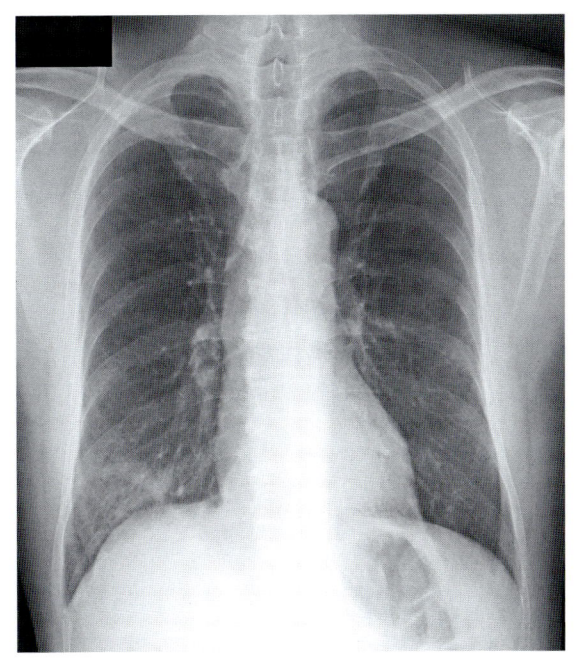

図1●受診時 胸部X線像

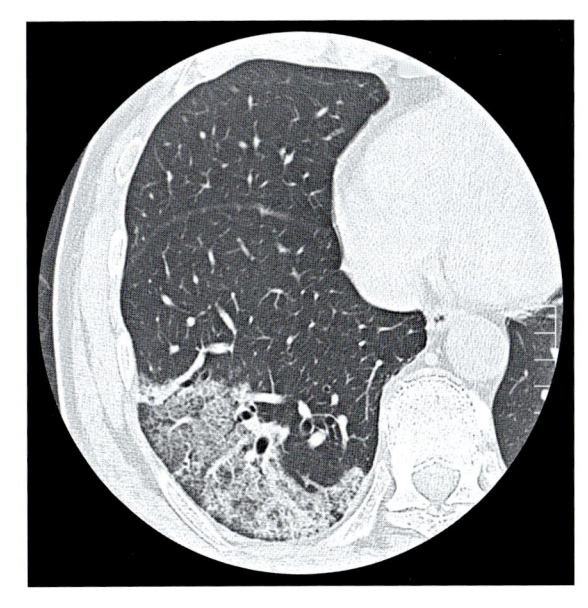

図2●受診時 胸部HRCT像

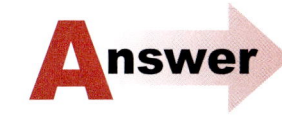

実践編

① 発熱

> **答え**
>
> A1：図3では，右下肺野に比較的辺縁の明瞭な斑状のすりガラス状陰影が認められ，その外側にも淡く広がっている．図4では，右下葉にすりガラス状陰影の広がりがあり，その中に小葉内網状陰影がみられる．さらに，図5でも右背側に同様のすりガラス状陰影が認められる
>
> A2：肺炎の中でも非定型肺炎を考えて，マイコプラズマ抗体，寒冷凝集反応，クラミジアニューモニエIgG, IgA, IgM抗体などを検査する．喀痰が得られれば，喀痰のグラム染色と喀痰培養を行う．鳥の飼育歴を聞く．飼育歴がなければクラミジアニューモニエ肺炎が最も考えられる
>
> A3：テトラサイクリンやマクロライド系薬を第1選択として治療を行う

診断：小葉内網状陰影を呈したクラミジアニューモニエ肺炎の1例

■ 解説

1）読影のチェックポイント

胸部X線正面像（図3）では，右下肺野に比較的辺縁の明瞭な斑状のすりガラス状陰影（❶→）と，その外側の淡い広がり（❶'→）が認められる．胸部HRCT像（図4）では，右下葉にすりガラス状陰影の広がりがあり，その中に小葉内網状陰影（❷→）が認められる．また，胸部X線側面像（図5）でも右背側に同様のすりガラス状陰影が認められる（❸→）．

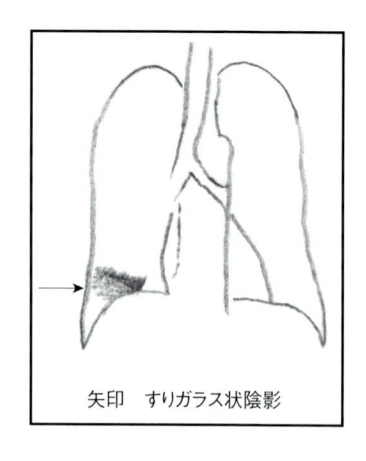

矢印　すりガラス状陰影

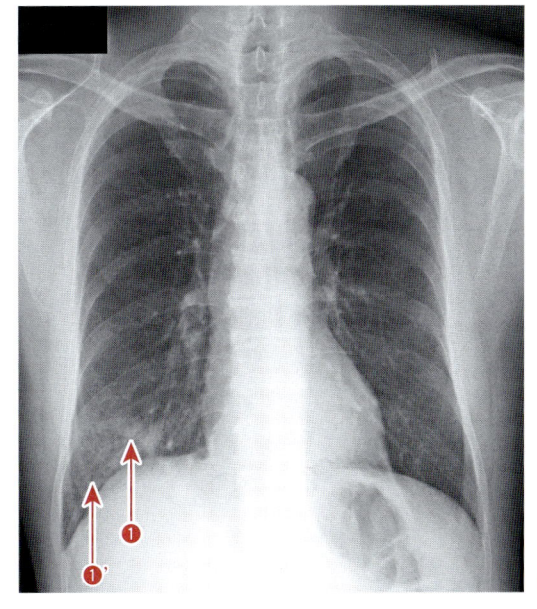

図3●受診時 胸部X線像

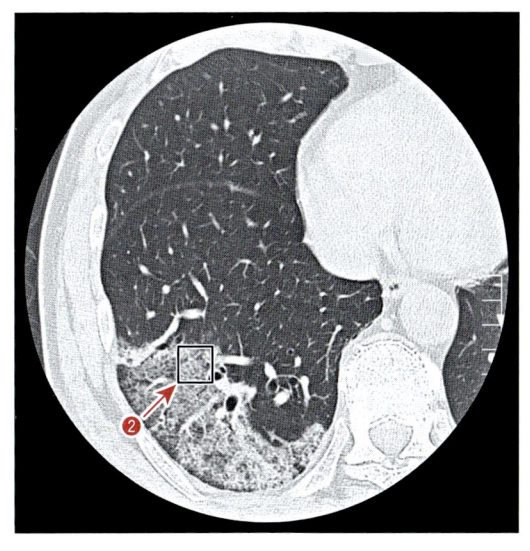

❷の拡大図

小葉内網状陰影
（1つの小葉内
に網状陰影が認
められる）

図4●受診時 胸部HRCT像

2）所見と診断

　　本症例は，全身倦怠感や食欲不振，発熱を主症状としているが，全く呼吸器症状を欠いている．稀に本症例のように，**呼吸器症状の乏しい肺炎が**

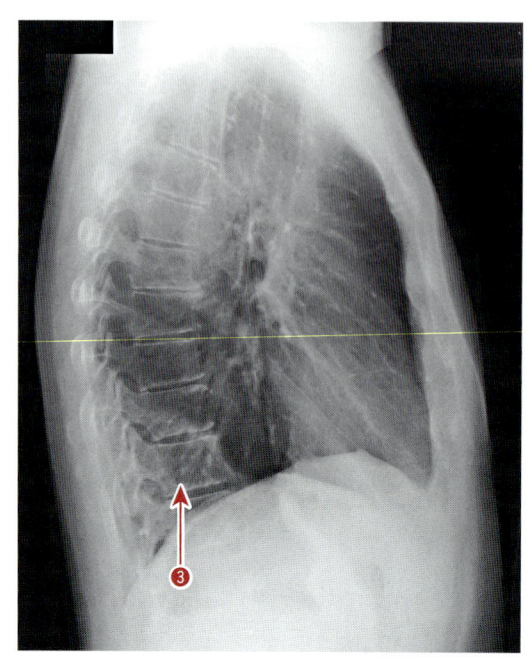

図5●受診時 胸部X線側面像

あり，「単なる風邪」などと誤診しないように注意が必要である．外来で，「呼吸器症状のない発熱だけの患者」すべてに胸部X線像を撮影するわけにはいかないが，3日以上発熱が続く場合には胸部X線像を撮影するべきであろう．

　急性肺炎のなかで，非定型肺炎は白血球数の増加がないものが多い．本症例も白血球数は正常値であるが，AST・ALTの上昇があり，咳嗽や喀痰が乏しいことから非定型肺炎が考えられる．しかし，最も一般的な非定型肺炎であるマイコプラズマ肺炎は強い咳嗽を訴えるのがほとんどであり，本症例の臨床症状とは合致しない．

　他の非定型肺炎として，オウム病，レジオネラ肺炎，クラミジアニューモニエ肺炎などがある．オウム病（*Chlamydia psittaci* pneumonia）はオウムやインコなどとの接触歴を聞くことが大切である．レジオネラ肺炎は水を介して感染するため，24時間風呂（不潔な水）使用歴や温泉旅行歴などを聴取するが，一般にはもっと重症となる．

　本症例では，他の抗体検査はすべて陰性であったが，クラミジア抗体は，

7月1日はIgG 0.34mg/dL, IgA 0.71mg/dLと両者陰性であったが, 7月8日にはIgG 1.32mg/dL, IgA 1.73mg/dLと両者陽性になった. これによってクラミジアニューモニエ肺炎と確定できた.

3) その後の治療

治療は, テトラサイクリンやマクロライド系薬が有効であり, 本症例もクラリスロマイシン 400mg/日で改善した.

> **Memo**
>
> **クラミジアの名称**：*Chlamydia*（クラミジア）の名称は最近*Chlamydophila*（クラミドフィラ）に変更されたが, 実際の臨床では両者とも使われている.
>
> **非定型肺炎の抗体診断**：マイコプラズマ肺炎やクラミジア肺炎は, ペア血清での抗体価の上昇で診断される. しかし, 実際にはクラミジアニューモニエ肺炎をIgG抗体とIgA抗体で診断できる例は少ない. 既感染例が多く, すでにこれらの抗体が上昇しているからだといわれている. むしろ最近はIgM抗体の早期の上昇で診断されるようになった（本症例は2005年の症例であり, まだIgM抗体測定は一般的でなかった）. 気をつけるべきことは, **IgM抗体は感染のきわめて初期には上昇していないことがある**ことと**抗体産生のきわめて弱い症例（偽陰性）がある**ことである.
>
> **クラミジア肺炎の自覚症状**：一般にクラミジア肺炎とマイコプラズマ肺炎は, 臨床症状では鑑別が難しいといわれているが, 筆者は, **クラミジア肺炎（およびレジオネラ肺炎）は, 本症例のように全身症状が前面にでて呼吸器症状が乏しい例が多い**と思っている.
>
> **小葉内網状陰影**：小葉内網状陰影（intralobular reticular shadow）は, 当初肺胞蛋白症に特異的な所見といわれていたが, その後多くの肺炎でこの所見がみられることがわかってきた. 欧米ではもっぱらcrazy-paving appearanceと呼ばれている（**実践編③Case3 Memo**参照）.

診断の決め手！

- 呼吸器症状に乏しく, 白血球増多がなく肝機能障害のある市中肺炎
- 限局したすりガラス状陰影＋小葉内網状陰影
- クラミジアニューモニエに付するIgG抗体, IgA抗体がペア血清で増加

実践編：① 発熱を主訴とする症例

Case7 発熱を主訴とする19歳女性

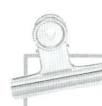

病　歴

症　例：19歳　女性

病　歴：生来健康．3月の中旬から咳嗽が始まり，その後喀痰も出るようになった．3月26日ごろから発熱が出現した．4月16日の健診時に発熱が続いているとの訴えがあったため外来に緊急で紹介されて独歩で受診した

既往歴：特記すべきことなし

喫煙歴：なし

身体所見：発熱 39℃．左側胸部にcoarse cracklesを聴取した

検査所見：血算生化学；白血球数 4,800/μL（好中球 84%，リンパ球 11%），CRP 15.0mg/dLであった．その他；軽度の肝機能障害と低タンパク血症を認めた

問題

Q1：病歴と胸部X線像（図1）から考えられる疾患は何か？
Q2：胸部X線像の所見は？
Q3：診断と治療はどのように行うか？

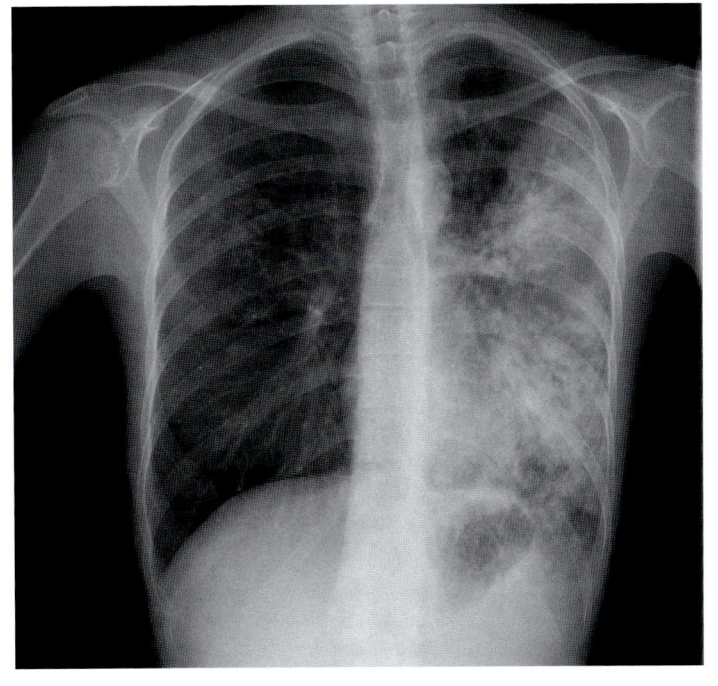

図1●来院時 胸部X線像

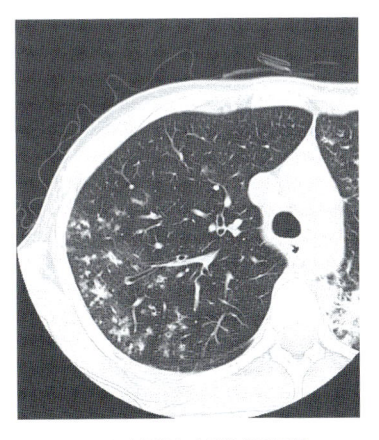

図2●来院時 右肺HRCT像

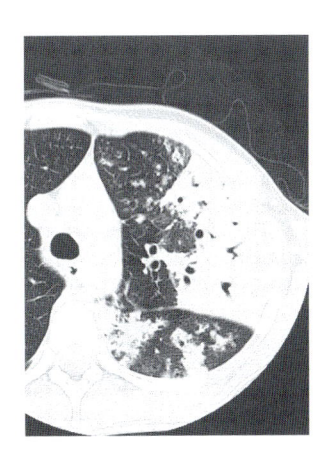

図3●来院時 左肺HRCT像

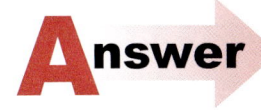

> **答え**
>
> A1：肺結核を考える．ほかの疾患は考えづらい
> A2：図5：左に広範なエアブロンコグラムを伴う浸潤陰影（❶→），右に結節性陰影の撒布（❷→）．脊椎がやや左に弯曲（❸→）．図6，7：小葉中心性小結節性陰影（❹→）とHRCT像では多発浸潤陰影（❺→）
> A3：喀痰の塗抹検査で陽性を確認してすぐにRFP（リファンピシン），INH（イソニアジド），EB（エタンブトール塩酸塩），PZA（ピラジナミド）の治療を開始する

診断：広範な結核性肺炎の1例

■ 解説

1）読影のチェックポイント

広汎なエアブロンコグラム（air-bronchogram）を伴う**浸潤陰影**と**撒布性の多発小結節状陰影**があり，**約1カ月の経過の呼吸器症状と発熱**を伴っており，**肺結核以外は考えづらい**．小結節の撒布は肺結核の特徴的所見である．CT像ではこれが小葉中心性，すなわち経気道性撒布であることがわかる（図4）．

❶ 浸潤陰影
❷ 結節性陰影の撒布
❸ 気管の偏位
❹ シルエットサイン陽性

脊椎が左に弯曲しているのは，すでに左胸郭が縮小してきており，**長い経過で炎症性に収縮する疾患**であることがわかる．左肺は舌区に浸潤影があるために心臓左縁のシルエットサイン陽性である．（図5，❻→）．

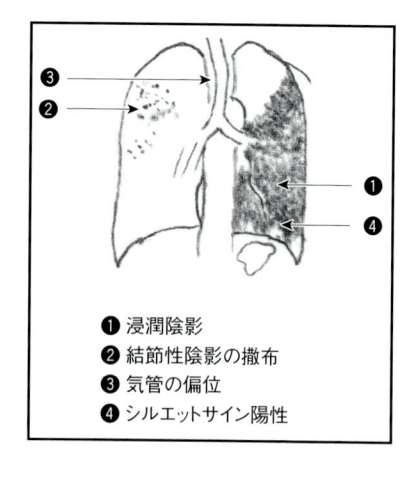

2）所見と診断

本症例の主訴は「発熱」であった．**咳嗽→喀痰→発熱と発展して発熱が**

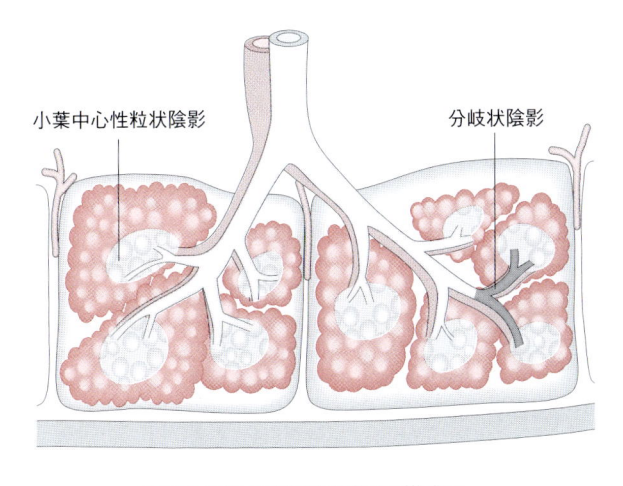

図4 ● 小葉中心性粒状陰影の模式図

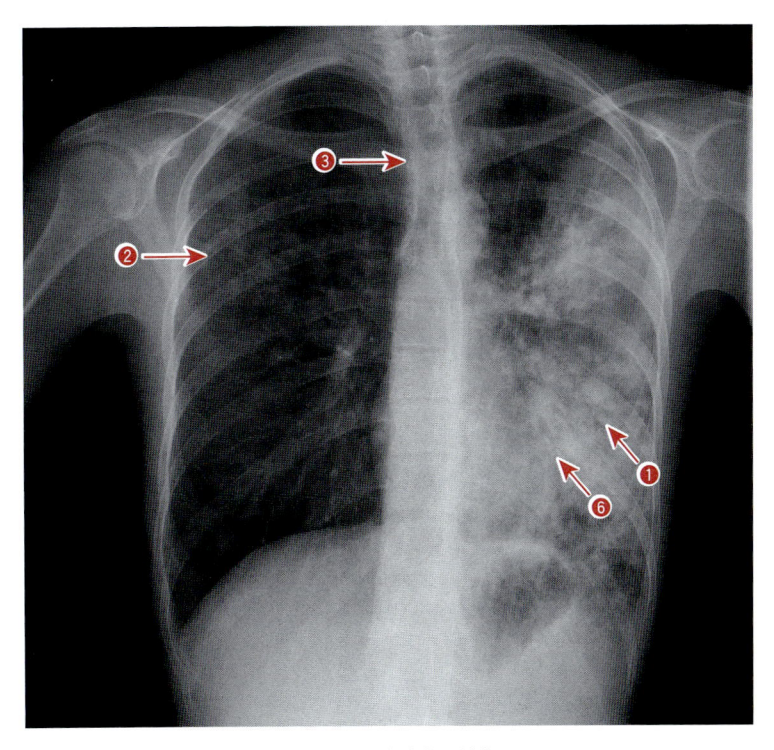

図5 ● 来院時 胸部X線像

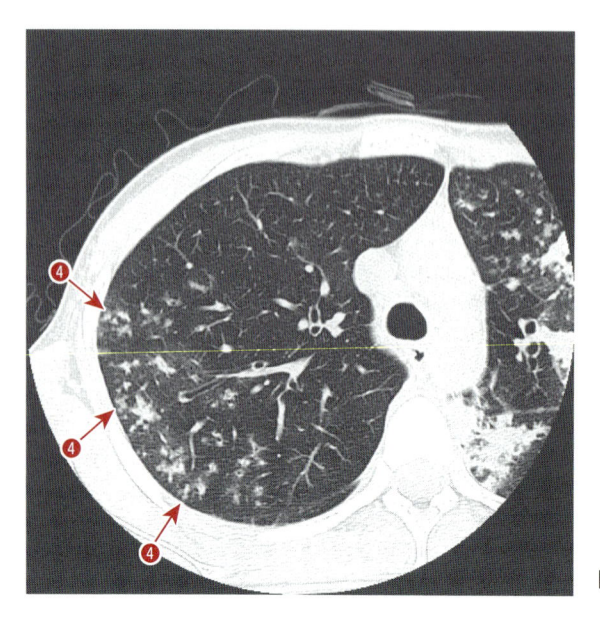

図6●右肺HRCT像

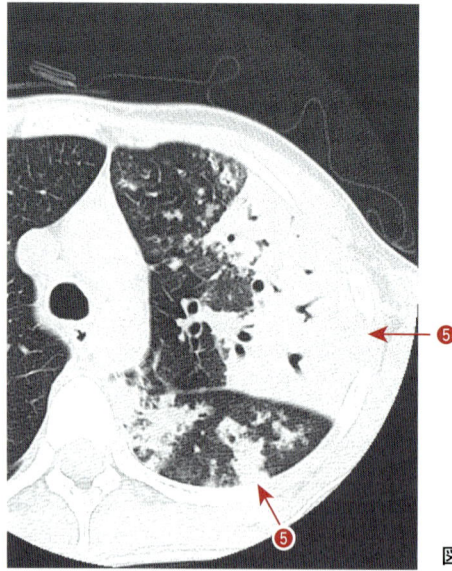

図7●左肺HRCT像

続いているので,まず胸部X線像をみる前の診断として,気管支炎症状からはじまった肺炎を考える.しかし,発熱が約3週間も続いているわけであり,そのような肺炎は一般の市中肺炎では考えづらい.**肺結核を代表とする慢性肺炎であろうと推測される**.慢性肺炎を起こす他の疾患として,真菌肺炎やニューモシスティス肺炎などもある.しかし,画像所見は結核性肺炎で矛盾しない.すなわち,**多発性の浸潤陰影,撒布性の小結節状陰影,容積の減少所見である**.慢性感染症では,発熱が長く続いても本人があまりつらくないという特徴がある.そのため,長い間咳嗽や発熱が続いてようやく受診するということになる例が多い.これは菌の分裂速度が遅いためである.大腸菌は20分で2つに分裂する.**結核菌は2つに分裂するのに15時間を要する**.

以前は結核による肺炎を「乾酪性肺炎」と呼んでいた.乾酪壊死が認められることが多いからであるが,本症例のように比較的早期に発見された例では浸出性変化が主体とされ,かつ病理所見を確かめているわけではないので,**「結核性肺炎」と呼ぶ**方がよい.

3) その後の治療

本症例は塗抹陽性(以前のガフキー2号に相当)であった.非定型抗酸菌症(nontuberculous mycobacteriosis infection:NTM)でなく結核菌であることは,喀痰のPCR,培養された菌のナイアシンテスト(陽性)で確かめられた.**即日RFP,INH,EB,PZA 4者による治療を開始**した.PZA 2カ月,RFP,INH,EBは6ヵ月で終了した.

> **診断の決め手!**
> ・約1カ月(長期間)の呼吸器症状や発熱の持続
> ・浸潤陰影の強い側の容積減少,小結節状陰影の撒布
> ・喀痰塗抹抗酸菌陽性

実践編：② 咳嗽，痰を主訴とする症例

Case1 咳嗽と発熱を主訴とした41歳男性

病 歴

症　例：41歳　男性

病　歴：1カ月ほど前の夜から咳嗽，38℃の発熱と軽度の息切れがあり，その2日後に近医を受診し感冒薬の投与を受けた．しかし咳嗽，発熱，息切れの改善はなく，その後胸部X線像で異常が認められ，外来受診された．既往歴は特記すべきことはない

喫煙歴：なし

身体所見：聴診では心音，呼吸音は正常．貧血，黄疸，浮腫なし．肝脾腫なし

検査所見：血算生化学；白血球数 5,500/μL（好中球78％，リンパ球16％，単球4％），CRP 2.4mg/dL，肝機能，腎機能は正常

問題

Q1：胸部X線像（図1）とCT像（図2）所見は？
Q2：医療面接で次に聞くべきことは何か？
Q3：診断のために行うべきことは何か？
Q4：治療はどのように行うか？

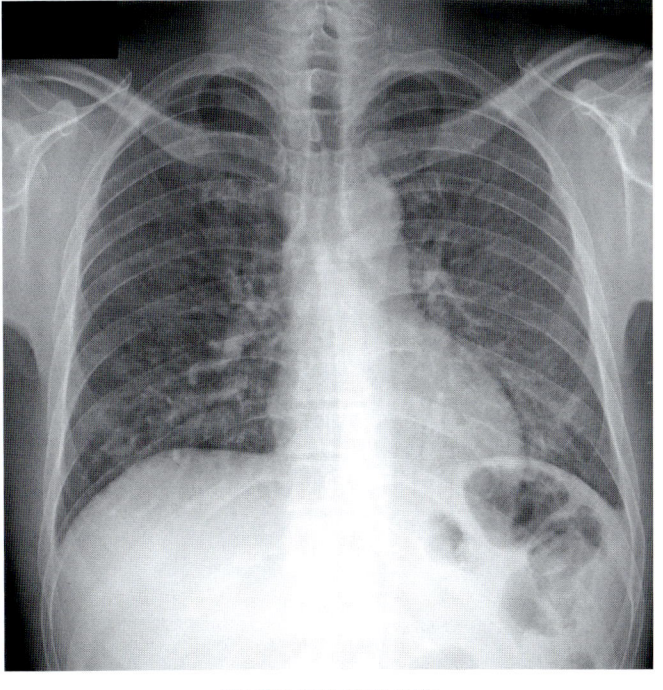

図1●入院時 胸部X線像

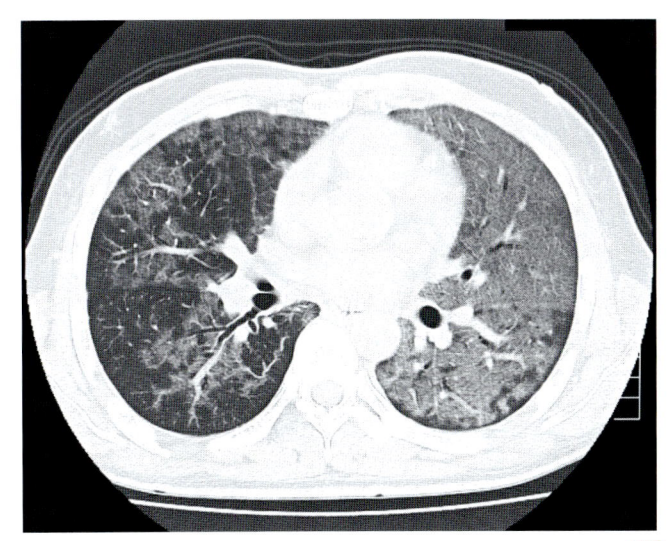

図2●入院時 胸部CT線像

答え

A1：両側びまん性のすりガラス状陰影（図3, 4）
A2：性生活
A3：口腔内の観察．患者の同意を得て血液HIV抗体を調べる．また，喀痰の *Pneumocystis jirovecii* 虫体を調べる
A4：ST合剤やペンタミジンの投与．初期には，ステロイドを併用する

診断：HIV感染者に合併したカリニ肺炎の1例

■解説

1）読影のチェックポイント

全肺野一様なすりガラス状陰影をチェックする．

2）所見と診断

とくに既往疾患もなく，**発熱，咳嗽，息切れが1ヵ月継続**し，両側びまん性のすりガラス状陰影を呈する男性例であり，**AIDS（後天性免疫不全症候群）に合併したニューモシスティス**（*Pneumocystis jirovecii* pneumonia：PCP）**肺炎**をまず考える．鑑別疾患としては，純インフルエンザウイルス肺炎，急性好酸球性肺炎，薬剤性肺炎などがある．

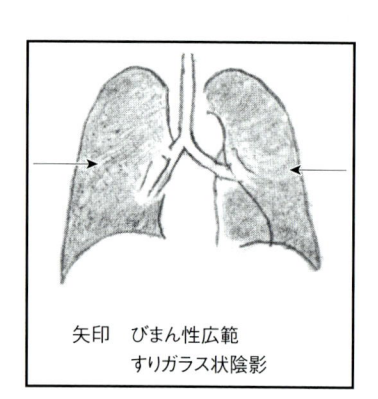

矢印　びまん性広範すりガラス状陰影

口腔内を観察すると**舌に厚い白苔があり，口腔内カンジダ症と思われた**．性生活を聞くと，5年ほど前までは不特定多数の同性，異性との性交渉があったとのことで，AIDSに伴うPCP肺炎と考えられた．

Pneumocystis jirovecii は，以前は *Pneumocystis carinii* と呼ばれていた[※1]．以前は原虫に分類されていたが，今は真菌として扱われている．

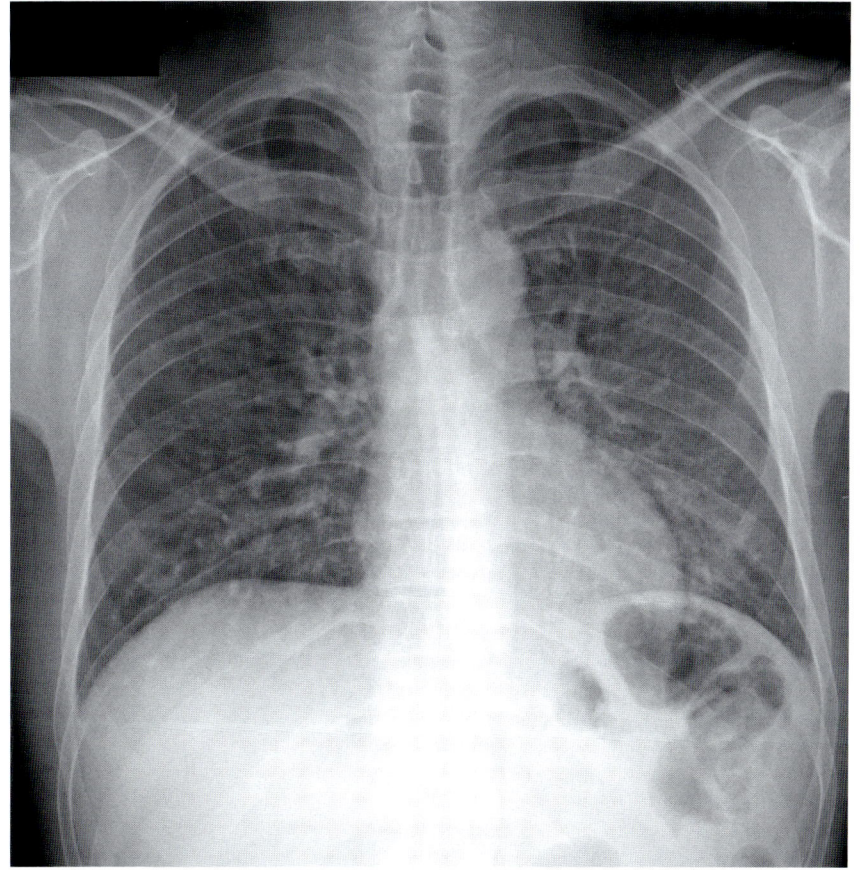

図3● 入院時 胸部X線像
両側びまん性にすりガラス状陰影を認める

　AIDS患者の約半数がPCPで発症する．また，呼吸器分野では，市中肺炎としてのPCPのほとんどが，HIV感染者であること（AIDS）が判明している．
　AIDSに伴うPCPの特徴は，① 数日から数カ月にわたる症状の持続（一般の急性肺炎よりも経過が長い），② 胸部X線像で**びまん性のすりガラス状陰影**，③ 聴診所見が乏しい，④ **低酸素血症**がある，⑤ **体重減少**のあ

> **Memo**
> ※1　*Pneumocystis jirovecii* の名称：*Pneumocystis carinii*の名称は現在では*Pneumocystis jiroveci*に改められている．PCPの略名は変わらない．

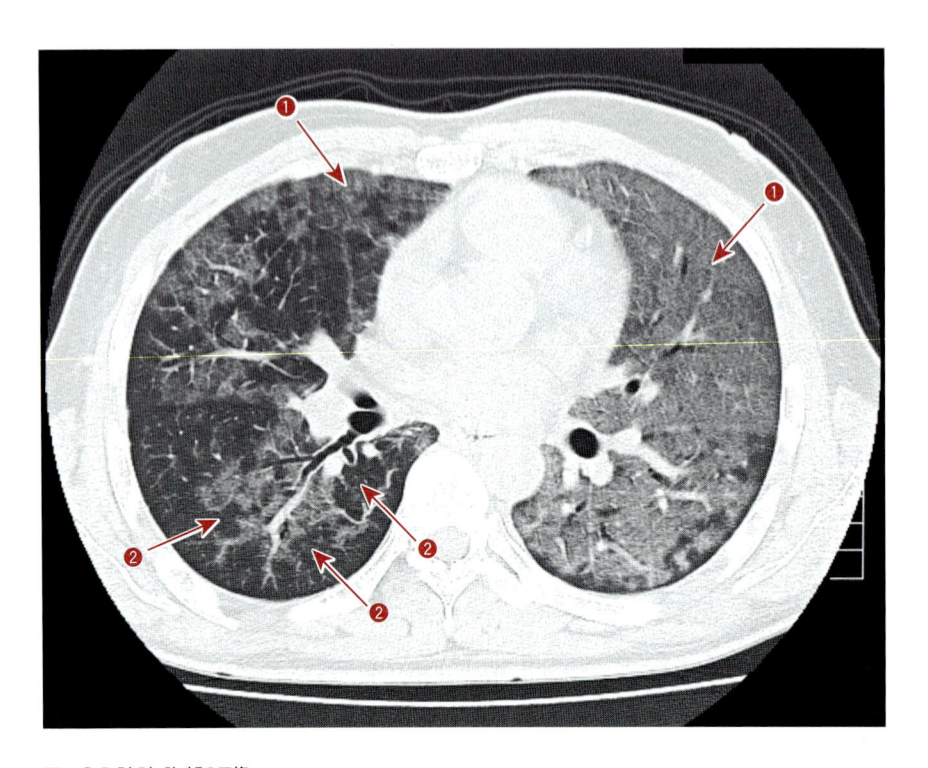

図4● 入院時 胸部CT像
同様に両側びまん性にすりガラス状陰影（❶ ➡）を認める．小葉単位で正常の部分（❷ ➡）もある（汎小葉性すりガラス状陰影）

る例が多い，⑥ **口腔内カンジダ症を合併**する例が多いことなどがある．多くが同性愛者または不特定多数の異性との性交渉の経験のあるものである．

　HIV感染確定のためには，患者の同意を得て血中のHIV抗体検査を行う．この場合，簡易的にゼラチン粒子凝集（particle agglutination：PA）**法を行い，陽性であればウエスタンブロット法で確認**する．

　PCPの確認のためには，10%高張食塩水の吸入刺激などで得られた喀痰，あるいは気管支肺胞洗浄液（bronchoalveolar lavage fluid：BALF）の **DiffQuik染色**で *Pneumocystis jirovecii* の菌体を証明する．PCP診断にあたっては，細菌，結核菌，CMV（サイトメガロウイルス）などによる肺炎の合併がないかどうかも確認する．

血液では，**CD4リンパ球数が200/μL以下（多くは100/μL以下）**になっている．**β-Dグルカンの上昇**は感度も特異度も高い．

3) その後の治療

治療は，**ST合剤**（sulfamethoxazole trimethoprin，バクタ®やバクトラミン®），**ペンタミジン**（penntamidine isethionate，ベナンバックス®）を基本とし，**低酸素血症のある例では初期にステロイド剤を併用する**．ステロイド剤は，プレドニゾロンで数日単位で60〜80mg/日程度から開始し2週間程度で漸減して終了する．

ST合剤はtrimethoprinで15mg/kg/日の投与（体重64kgでバクタ®12錠）するが，**ST合剤による発熱，発疹，全身症状などの副作用が強く発現することがAIDSの特徴**でもある．ペンタミジンは点滴注射で行うと副作用が強く，吸入療法が一般的である．

本例は，患者の希望で地元の病院にかえって精査，治療を行った．

診断の決め手！
- 1カ月続く発熱・咳嗽・息切れ
- びまん性すりガラス状陰影
- ア）抗HIV抗体陽性，イ）リンパ球CD4陽性細胞数の減少，ウ）β-Dグルカンの高値

実践編：② 咳嗽，痰を主訴とする症例

Case2 3カ月続く咳嗽と血痰を主訴とした30歳女性

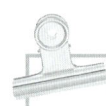

病　歴

症　例：30歳　女性

病　歴：生来健康．3カ月前から咳嗽あり，ときに喀痰を伴い，発熱することもあった．近医で感冒として投薬を受けていたが，最近血痰があり，微熱が続いているため外来受診された．咳嗽は軽度である

喫煙歴：なし

身体所見：左下背側で気管支呼吸音を聴取する

検査所見：血算生化学；白血球数 7,200/μL，CRP 2.1mg/dL．その他；腫瘍マーカーの上昇なし．肝機能，腎機能正常．

問題

Q1：胸部X線正面像（図1）の所見は？
Q2：診断手順は？
Q3：診断と治療は？

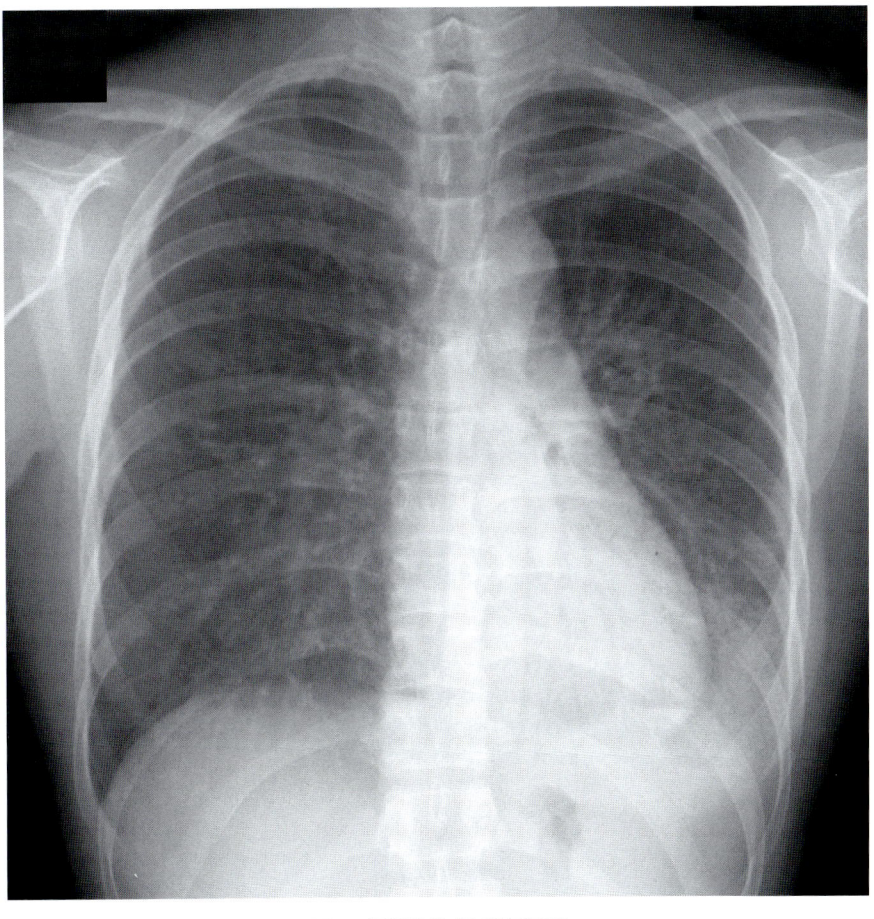

図1● 初診時 胸部X線正面像

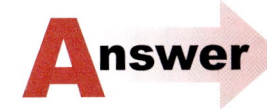

> **答え**
>
> A1：図2では心陰影に重なって，エアブロンコグラム（Ⓐ）を伴う浸潤陰影が認められる（❶）．下行大動脈とのシルエットサインは陽性である．縦隔は左側に偏位（模式図，＊）しており，左下の病変部で容積減少が起きていることが推測される．よくみると両側肺野に小結節陰影の撒布もみられる（❷）
>
> A2：胸部CT．喀痰の結核菌検査（PCRを含む），一般細菌検査，細胞診検査．すべて陰性ならば胃液検査
>
> A3：結核性肺炎．PZA（ピラジナミド）＋RFP（リファンピシン）＋INH（イソニアジド）＋EB（エタンブトール塩酸塩）治療を6カ月行う（PZAは2カ月）

診断：下肺野の結核性肺炎の1例

■ 解 説

1）読影のチェックポイント

図2では心陰影に重なって浸潤影（❶→）があり，下行大動脈とのシルエットサイン陽性から陰影は左下背側に存在することは正面像でもわかる（図3，側面像❸→参照）．エアブロンコグラム（図2Ⓐ→）を伴う浸潤影であり，微熱などの炎症症状もあることから腫瘍性疾患は考えづらい．右肺に小結節状陰影の撒布もみられる（❷→）．**左胸腔の容積減少が認められることと，症状が3カ月にわたっていることから，普通の細菌性肺炎でない慢性炎症疾患が考えられ，まず肺結核（結核性肺炎）を疑う**．結核の場合は，かなりの重症でなければ全身状態は良好であることが多い．

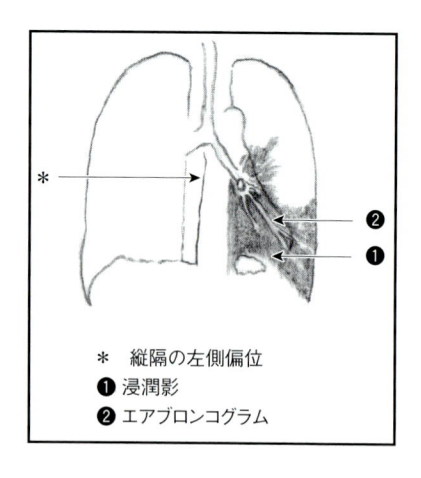

＊ 縦隔の左側偏位
❶ 浸潤影
❷ エアブロンコグラム

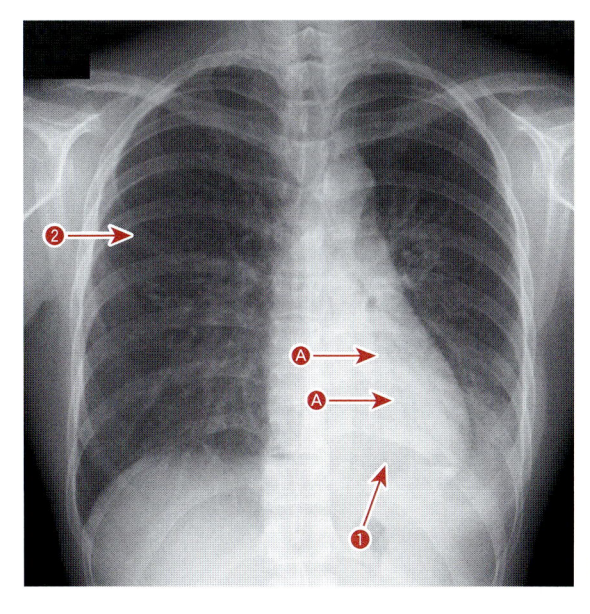

図2●初診時 胸部X線正面像

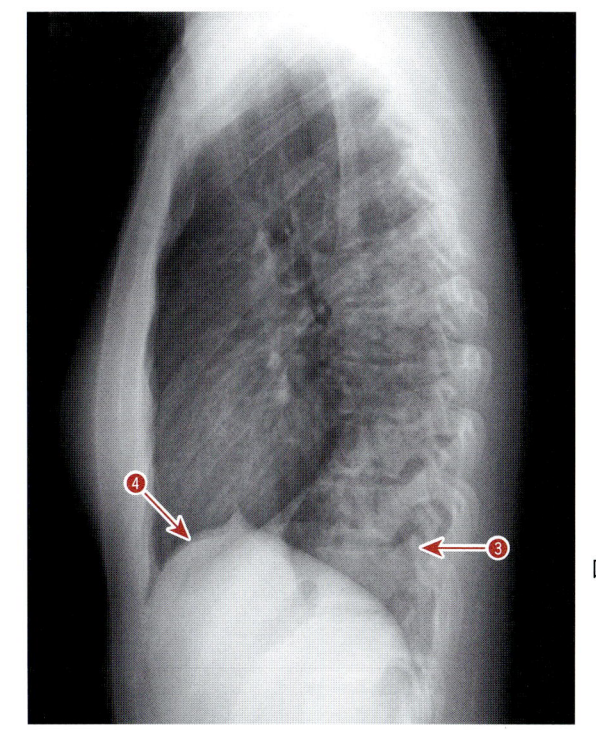

図3●初診時 胸部X線側面像
左下背側の浸潤影（❸ →）
右横隔膜（❹ →）は明
瞭に認められるが，左横隔膜
は"シルエットアウト"して
いる

実践編

② 咳嗽，痰

咳嗽

血痰
・痰

149

図4●胸部CT像①　　　　　　　　　　**図5●胸部CT像②**

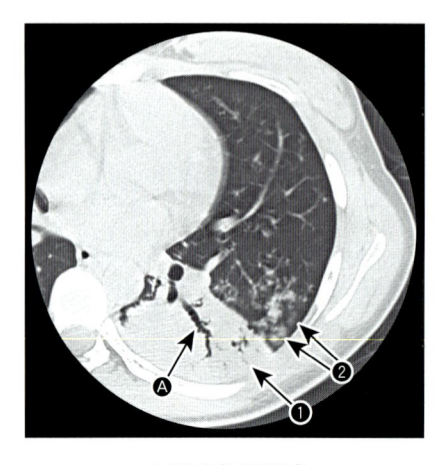

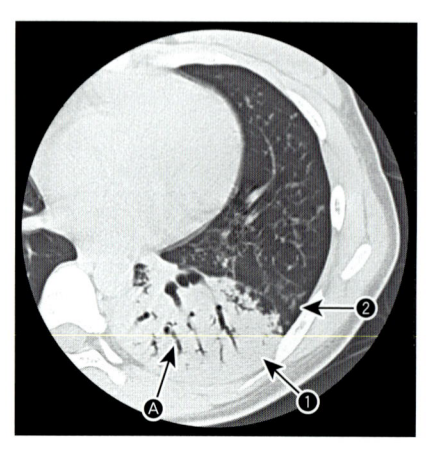

2）所見と診断

　外来で喀痰検査（結核菌，一般細菌，細胞診，抗酸菌PCR）を行い，胸部CTを撮像する．胸部CT（図4，5）では左肺底区に浸潤影（❶→）がみられ，エアブロンコグラム（Ⓐ→）が明らかで容積減少を伴っている．周囲に散布性結節陰影があり（❷→），結核性肺炎の像である．喀痰検査では抗酸菌塗抹[※1]陽性（ガフキー1号），抗酸菌PCR検査で結核菌陽性であった．

　なお，肺胞部分が肺炎のために硬くなっており，筒状になった気管支で**気管支呼吸音**が発生する．

　肺結核のうち肺炎様に浸潤陰影を呈して広がるものを**結核性肺炎**と呼ぶ

Memo

※1　**抗酸菌塗抹検査**：これまでわが国では抗酸菌塗抹検査の結果をガフキー号数で表してきたが，−～3+の簡便な記載方法に改められた（ガフキー号数については，実践編② Case9 Memo 参照）．

記載法	相当する ガフキー号数
−	G0
±	G1
1+	G2
2+	G5
3+	G9

（実践編① Case7参照）．肺結核は上肺野にみられることが多いが，最近は**下肺野結核が増えている**ので診断には注意を要する．

3）その後の治療

塗抹陽性肺結核なので，所轄保健所に結核発生を届け出て，感染症予防法37条を申請して入院加療する．PZAを2カ月とRFP＋INH＋EB（またはSM）※2を6カ月行う．

> **Memo**
> ※2 抗結核薬表記の略語：PZA，RFP，INH，EBによる治療を**HREZ**，PZA，RFP，INH，SMによる治療を**HRSZ**と表記する．

診断の決め手！
- 3カ月続く咳嗽，喀痰，発熱．全身状態は良好
- 容積減少を伴う浸潤影と撒布性結節陰影
- 喀痰の抗酸菌塗抹陽性

実践編：② 咳嗽，痰を主訴とする症例

Case3 呼吸困難を伴った咳嗽，喀痰を主訴とした37歳男性

病　歴

症　例：37歳　男性

病　歴：1年前より咳嗽，黄色痰（喀痰）が次第に増加．半年前からときどき血痰を認めるようになり，背部痛や呼吸困難も出現した．近医にて胸部X線像で異常を指摘され，セフェム系抗生剤を投与開始した．改善がみられず，外来受診した

既往歴：10歳より慢性副鼻腔炎，16歳のとき肺結核

喫煙歴：20本／1日×2年

身体所見：心音正常，呼吸音；両側肺野でcoarse cracklesおよびwheezesを聴取．その他；特記すべき所見なし

検査所見：血算生化学；白血球数 13,700/μL（好中球 93.8%，リンパ球 3.0%，好酸球 0.0%），CRP 2.85mg/dL．寒冷凝集素価 256倍．動脈血ガス；室内気でpH 7.370, $PaCO_2$ 55Torr, PaO_2 36Torrであった

問題

Q1：胸部X線像の所見は（図1）？
（ただし右上肺野の陰影は陳旧性肺結核によるものである）

Q2：胸部CT（図2）所見は？

Q3：診断の参考となる検査およびその診断は？

Q4：治療は？

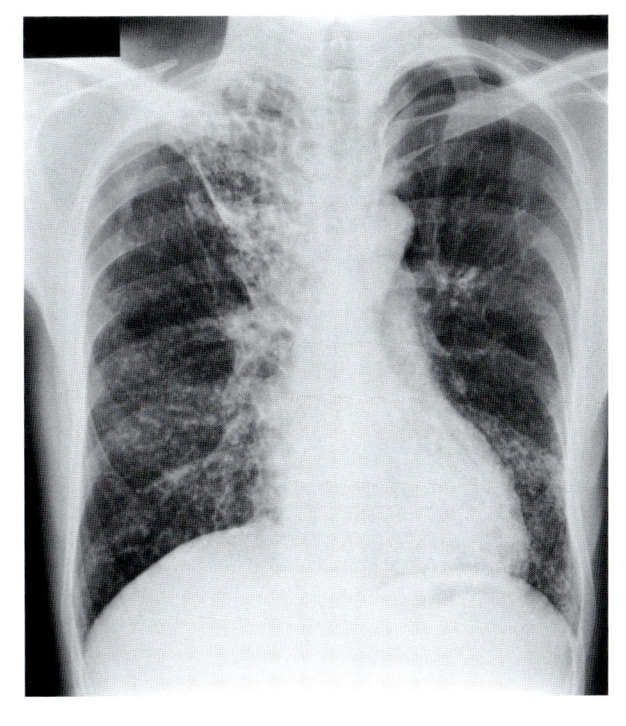

図1●胸部X線像

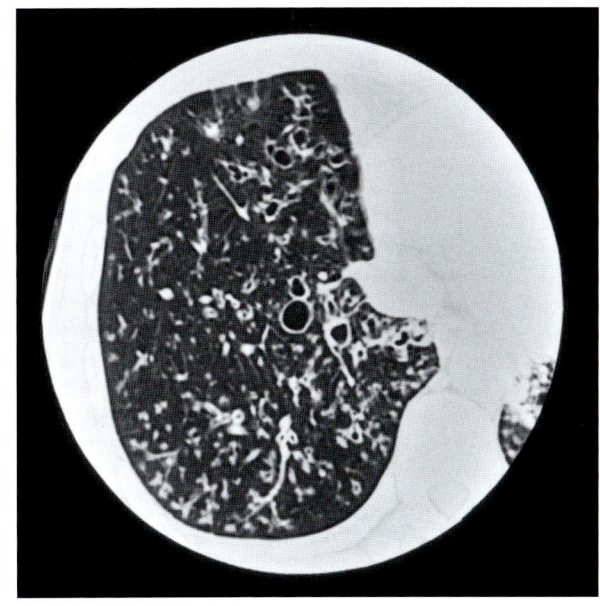

図2●胸部CT像

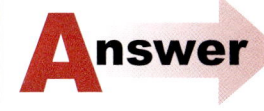

実践編

② 咳嗽,痰

咳嗽

血痰
・痰

呼吸
困難

> **答え**
>
> A1：胸部X線像（図3）：両側下肺野のびまん性粒状陰影，トラムライン，輪状影
> A2：胸部CT像（図4）：びまん性の小葉中心性粒状陰影（⟶）および分岐状影（⟶），気管支拡張像（▶）
> A3：検査：寒冷凝集素価高値，血清IgA高値を認めることが多い．診断：DPB（びまん性汎細気管支炎）
> A4：マクロライド少量長期投与

診断：びまん性の小葉中心性粒状陰影，および気管支拡張像を呈するびまん性汎細気管支炎の一例

■ 解 説

1）所見と診断

びまん性汎細気管支炎（diffuse panbronchiolitis：DPB）は呼吸細気管支領域のびまん性の慢性炎症を特徴とし，慢性の咳・痰・呼吸困難，胸部X線像でのびまん性粒状陰影を主徴とする疾患である（表）．東アジアに集積する人種依存性疾患で，日本人症例ではHLA-B54を高率に認める．慢性副鼻腔炎の既往ないし合併があり，副鼻腔気管支症候群の1つと位置づけられる．寒冷凝集反応が高率に陽性になる．進行すれば高度の閉塞性換気障害と低酸素血症をきた

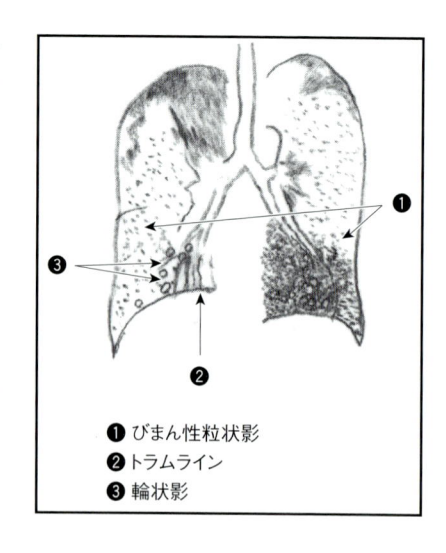

❶ びまん性粒状陰影
❷ トラムライン
❸ 輪状影

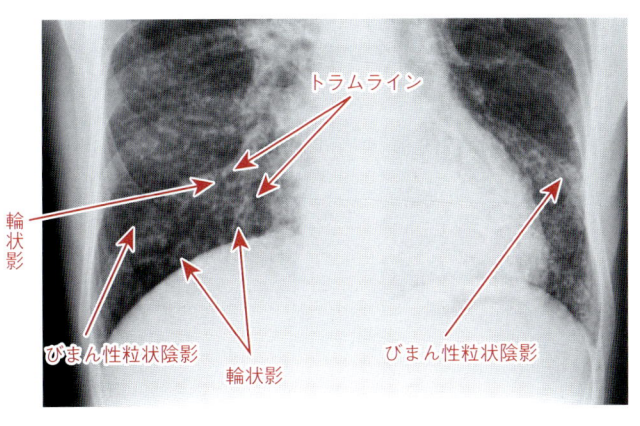

図3●胸部X線像

(ラベル: トラムライン、輪状影、びまん性粒状陰影)

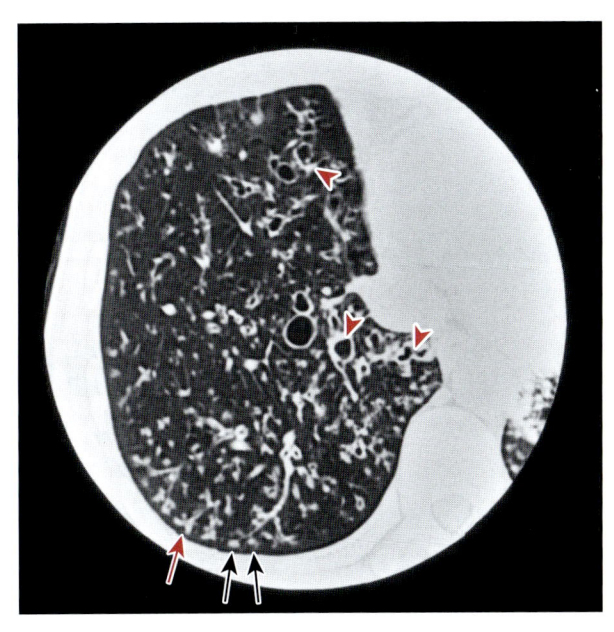

図4●胸部CT像

す予後不良の疾患であったが，現在では14員環マクロライドの少量長期療法によって予後は著しく改善している．

本症例は慢性副鼻腔炎を合併し，DPBに典型的な症状である咳，膿性痰，労作時呼吸困難および血痰を認めている．DPBでは一般に病気の進展とと

155

表 ● DPBの診断基準

主要臨床所見
1) 必須項目 　① 臨床症状：持続性の咳・痰および労作時息切れ 　② 慢性副鼻腔炎の合併ないし既往 　③ 胸部X線またはCT所見： 　　胸部X線：両肺野びまん性撒布性粒状陰影 　　胸部CT：両肺野びまん性小葉中心性粒状病変
2) 参考項目 　① 胸部聴診所見：断続性ラ音 　② 呼吸機能および血液ガス所見： 　　1秒率低下（70％以下）および低酸素血症（80Torr以下） 　③ 血液所見：寒冷凝集素価高値
臨床診断
診断の判定 ・確実： 　上記主要所見のうち必須項目①②③に加え、参考項目の2項目以上を満たすもの ・ほぼ確実： 　必須項目①②③を満たすもの ・可能性あり： 　必須項目のうち①②を満たすもの

厚生労働省班会議平成13年度研究報告書より

もに喀痰が増加し、多いものでは1日200mLを越す．また、しばしば高度の**閉塞性障害**を呈する．典型例の胸部X線では両側のびまん性粒状陰影、**トラムライン**（tram line，実践編① Case4 Memo参照），**輪状影**および肺の**過膨張所見**を認める．慢性炎症の主座は呼吸細気管支周囲の炎症（＝汎呼吸細気管支炎）であり、胸部CTではこれを反映する小葉中心性粒状陰影および分岐状影が広範にみられる（図5）．また**気管支の拡張所見である輪状影・トラムラインが認められる**ことが多い．

　病気が進展すると、二次性に上位の**気管支の拡張性変化**がみられるようになり、さらに進行すると著しい気管支拡張、過膨張、線維化などの不可逆的な変化に至る．この段階では多くの例で喀痰より**緑膿菌**が検出され、多量の喀痰や高度の呼吸困難を呈するようになる．進展したDPBではマクロライド無効の例が多い．

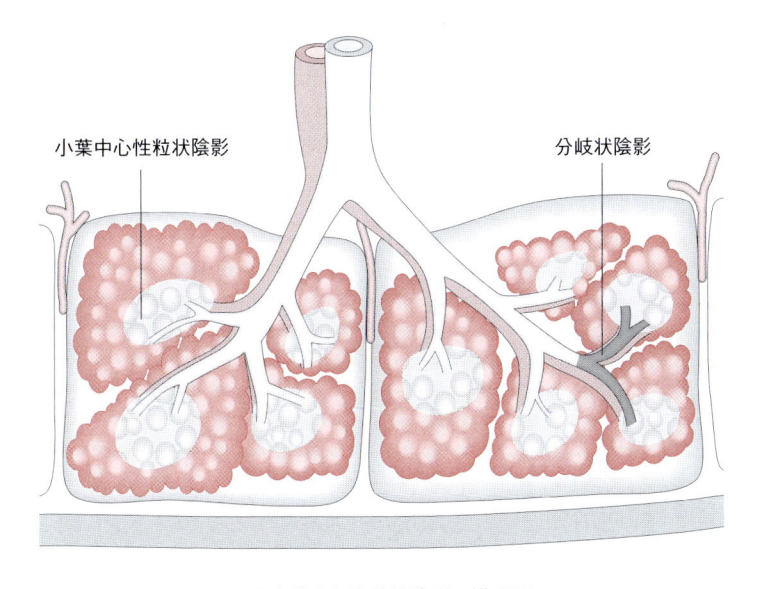

図5●小葉中心性粒状陰影の模式図

(ラベル: 小葉中心性粒状陰影, 分岐状陰影)

2）その後の治療

　治療は**マクロライドの少量長期投与**であり，エリスロマイシン（EM）を400〜600mg/日，経口投与するのが基本である．発病初期すなわち胸部CTで粒状陰影のみが主体の時期には，ほとんどの例で著効を呈する．上述のような進展例では必ずしも著しい効果はないが，長期間の服薬で肺炎の発生頻度の低下などが観察されうる．

診断の決め手！
- 慢性副鼻腔炎がある（副鼻腔気管支症候群）
- 咳嗽，喀痰，呼吸困難，低酸素血症あり
- 全肺野の小葉中心性粒状陰影

実践編：② 咳嗽，痰を主訴とする症例

Case 4 2カ月に及ぶ咳嗽と嗄声を主訴とした61歳男性

病 歴

症 例：61歳　男性

病 歴：2カ月前ごろにホコリを吸って以来，咳嗽が続く．咳嗽は1日中あり，特に咳嗽の多い時間帯というものはない．この数日間，嗄声が出現し，血痰も出るとのことで，外来を受診した．

喫煙歴：40本／日×40年

身体所見：左前胸部に連続性ラ音を聴取した

検査所見：血算生化学；白血球数 9,700/μL，CRP 5.0mg/dL

問題

Q1：胸部正面X線像（図1），胸部肺野CT像（図2，3）の所見は？
Q2：診断は？
Q3：疾病の説明を行ううえで，注意すべき事柄は？

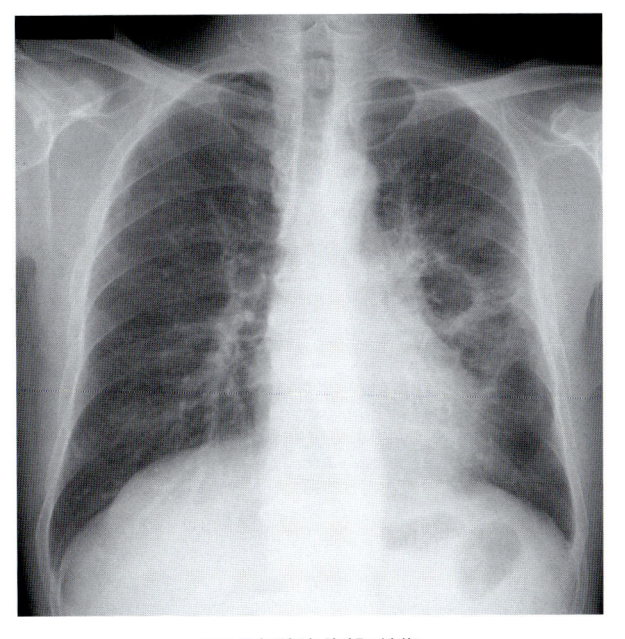

図1●初診時 胸部X線像

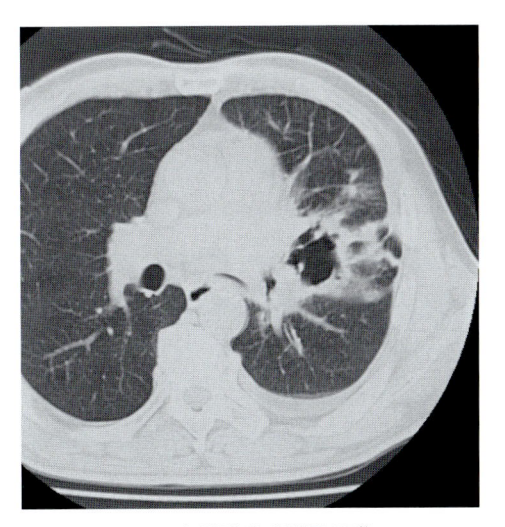

図2●初診時 胸部肺野CT像

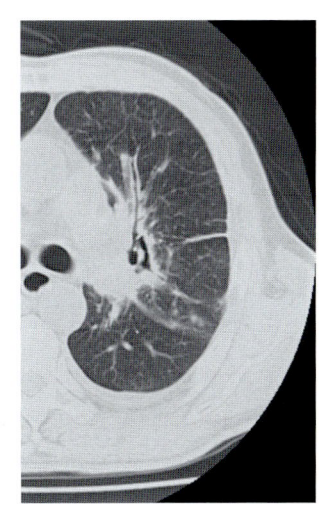

図3●初診時 胸部肺野CT像②

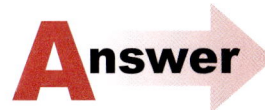

> **答え**
> A1：左肺門部に空洞を伴う腫瘤状陰影（❶→）があり，その周囲にすりガラス状陰影（❷→）と索状陰影（❸→）がある（図4, 5）．
> A2：原発性肺癌
> A3：太い血管に浸潤して大喀血の恐れがあることを家人に告げること．

診断：空洞性陰影を呈し喀血死した肺扁平上皮癌の１例

■ 解説

1）読影のチェックポイント

「の」の字に沿って左第3, 4弓に接して空洞を伴う腫瘤状陰影をチェックする．また，「い」の字に沿って左肺野に空洞を伴う腫瘤状陰影と周辺のすりガラス状陰影索状陰影をみる．

❶ 空洞を伴う腫瘤状陰影
❷ すりガラス状陰影
❸ 索状陰影

2）所見と診断

主訴の１つである嗄声の原因は左反回神経麻痺（「人」の字で読むケーススタディ❶Memo参照）であった．左大動脈弓下部への腫瘍の浸潤であろう．重喫煙者が咳嗽，嗄声，血痰を訴えているので病歴だけで原発性肺癌であろうと予想がつく．

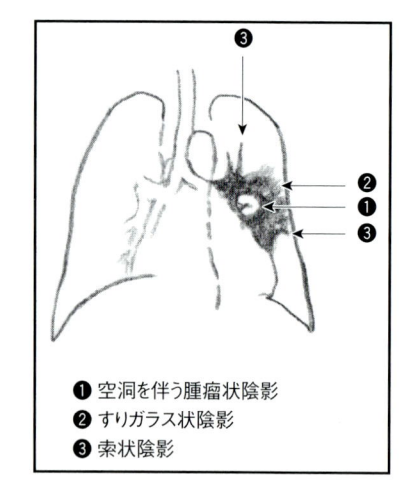

CT像（図6）では，空洞内に血管が露出（❹→）して空洞内と気管支の交通（❺→）があることがわかる．このような血管露出像は原発性肺癌に比較的特徴的である．

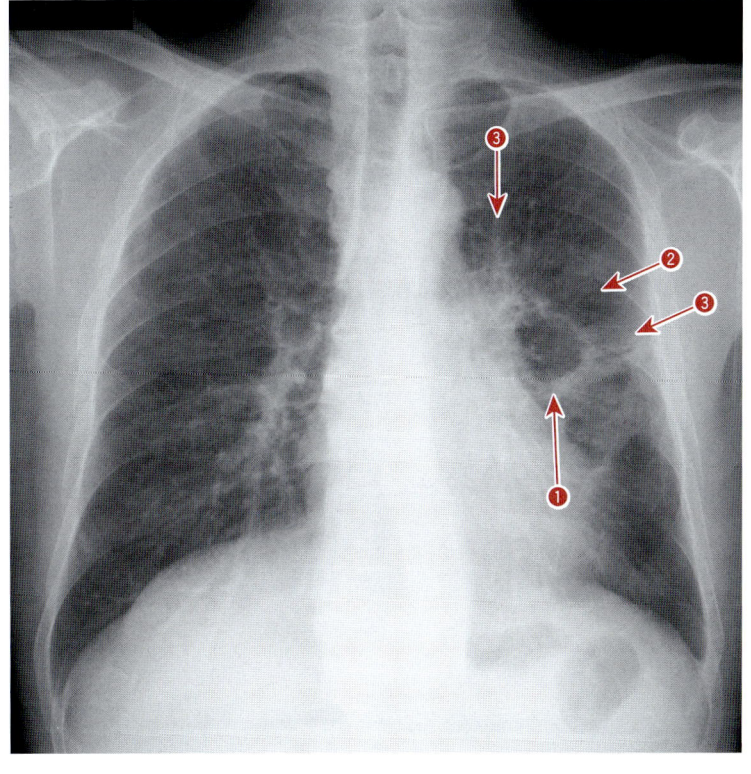

図4● 初診時 胸部X線像

　孤立性の空洞性陰影の場合には，肺膿瘍，肺癌，肺結核・抗酸菌感染症などを考える．基礎疾患があれば日和見感染もありうる．本症例は，発熱がなく，空洞内に鏡面形成がないので肺膿瘍は考えづらい．周囲に撒布性の小結節状陰影がないので抗酸菌感染症も考えづらい．原発性肺癌を疑って喀痰の細胞診や腫瘍マーカーの測定をまず行う．喀痰細胞診で扁平上皮癌と診断され，CYFRA 5.5ng/mL，CEA 50ng/mLと両者ともに高値であった（**「人」の字で読むケーススタディ❶Memo**参照）．気管支鏡では，左主気管支の壁不整と狭窄，上下葉分岐部に壊死を伴う腫瘤が認められ，生検で扁平上皮癌と診断された．

　腫瘤周囲のすりガラス状陰影，索状陰影は，間質への癌の浸潤によるものと考えられる．

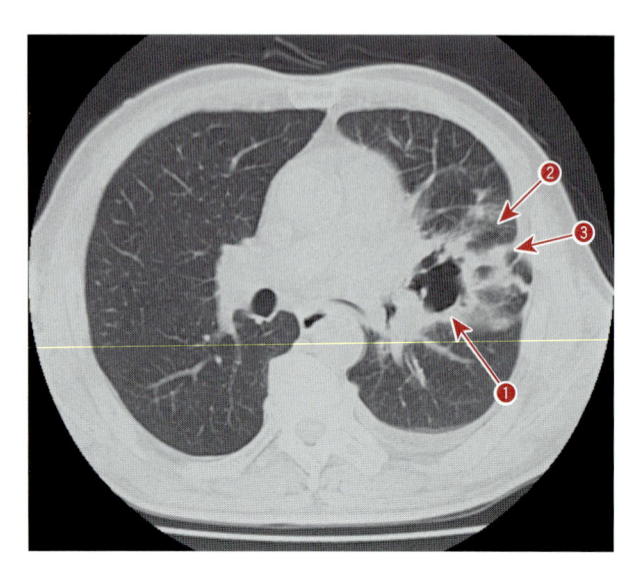

図5●初診時 胸部肺野CT像①

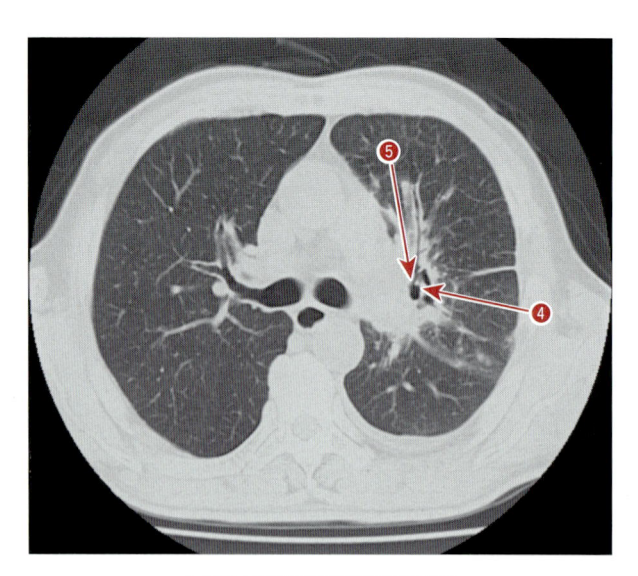

図6●初診時 胸部肺野CT像②

162　見逃しなく読める！　胸部X線画像診断 Q&A

3）その後の治療

入院後1週間して，大量の喀血が認められた．意識が混濁しチアノーゼがあり，十分な酸素投与下でpH 7.0，PaO_2 99torr，$PaCO_2$ 79torrと呼吸性アシドーシスを認めた．右主気管支に挿管し，止血薬などを投与したが，さらに1Lを越える出血があり，翌日死亡された．腫瘍が大血管に接しており**あらかじめこういう喀血死の状況がありうることを家族には伝えておいた**ので，状況は納得していただけた．

診断の決め手！
- 重喫煙者，2カ月続く咳嗽，血痰，嗄声
- 肺門部空洞性陰影．肺膿瘍や抗酸菌感染症は考えづらい
- 腫瘍マーカーの上昇，喀痰細胞診陽性

実践編：② 咳嗽，痰を主訴とする症例

Case5 咳嗽と息切れを主訴とする56歳女性

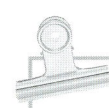

病　歴

症　例：56歳　女性・主婦

病　歴：某年8月に入ってから乾性咳嗽が出現するようになった．近医で薬を処方され内服を継続していたが無効で，8月下旬には微熱と息切れを自覚するようになり，9月19日に外来受診され入院となった．前年も程度は軽かったが，同じ時期に同じような症状があったという．築30年の木造家屋に住む

身体所見：胸部背側に小水泡性ラ音を聴取した

検査所見：血算生化学；白血球数 8,100/μL（好中球72%，リンパ球18%，好酸球3%），CRP 8.1mg/dL．動脈血ガス；pH 7.43，PaO_2 55torr，$PaCO_2$ 36torrであった

問題

Q1：胸部X線像（図1），胸部CT像（図2）所見は？
Q2：診断と次に行うべき検査は？
Q3：治療は？

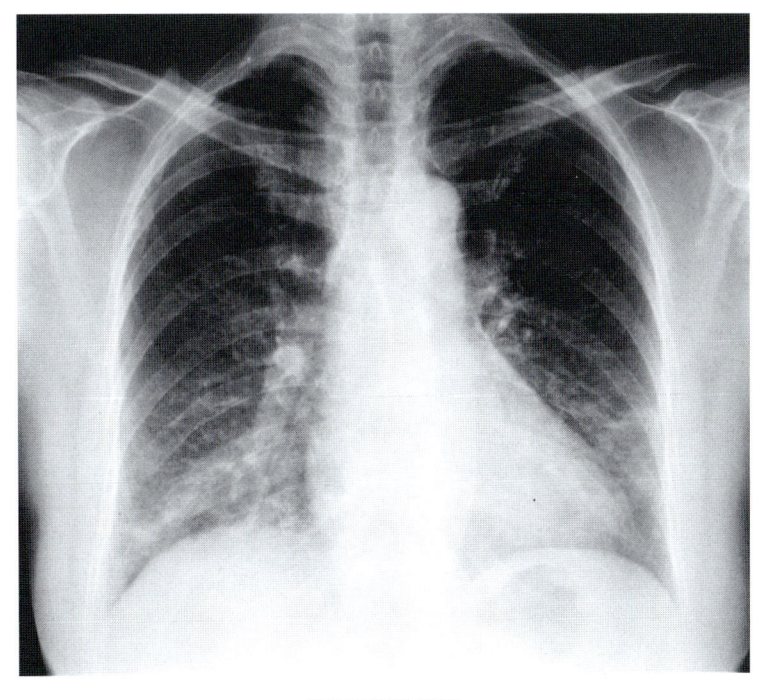

図1●胸部X線像

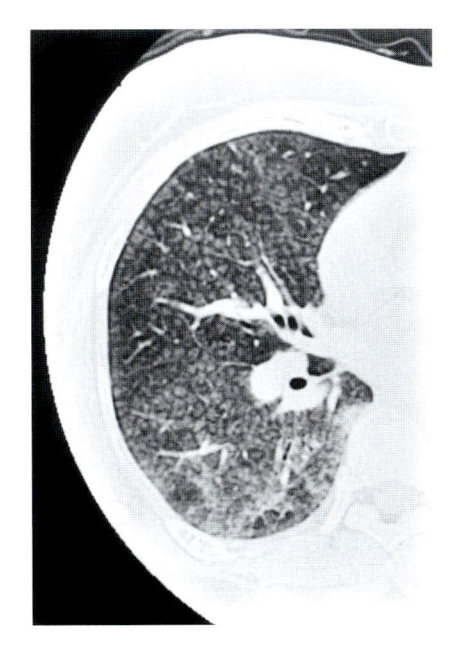

図2●胸部CT像

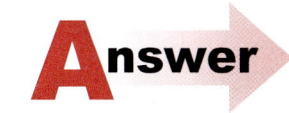

> **答え**
>
> A1：図3は，広範なすりガラス状陰影，粒状陰影．胸膜に達する数条の板状索状陰影．
> 　　図4は，小葉中心性粒状陰影（→）．一部汎小葉性すりガラス状陰影（→）
> A2：夏型過敏性肺炎．気管支肺胞洗浄，経気管支鏡的肺生検，帰宅誘発試験，血清中抗体価の測定
> A3：短期間のステロイド治療，または無治療で経過をみる

診断：典型的な小葉中心性粒状陰影を呈する夏型過敏性肺炎の1例

■ 解 説

1）読影のチェックポイント

「い」の字を用いて，全肺野をみて左右を見比べる．下肺野優位に広汎な粒状すりガラス状陰影，索状陰影が認められる．

❶ 索状陰影
❷ 粒状すりガラス状陰影

2）所見と診断

一般に末梢肺では，径10～20mm大の（二次）小葉（secondary lobule）が形成されており，その中は径5～7mm程度の数個の細葉（acinus）に分かれている．おのおのの小葉は小葉間隔壁によって境されている（図5）．図4では，小結節が，肺動脈，気管支，胸膜から数mmの一定の距離をおいて，一定の間隔で，実に整然と並んでいる様子がみてとれる（→）．このような画像の成立は，細葉の中心部に小結節性病変が形成されていることによる（**実践編② Case3 図3**参照）．このような画像を**小葉中心性小結節性（粒状）**

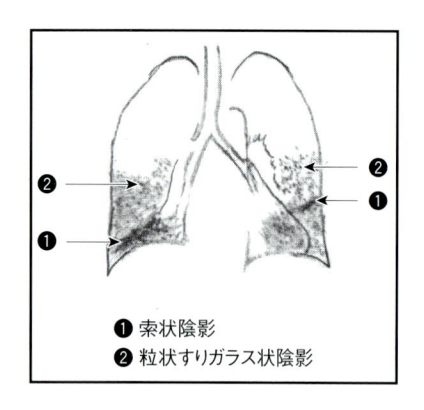

図3 ● 胸部X線像

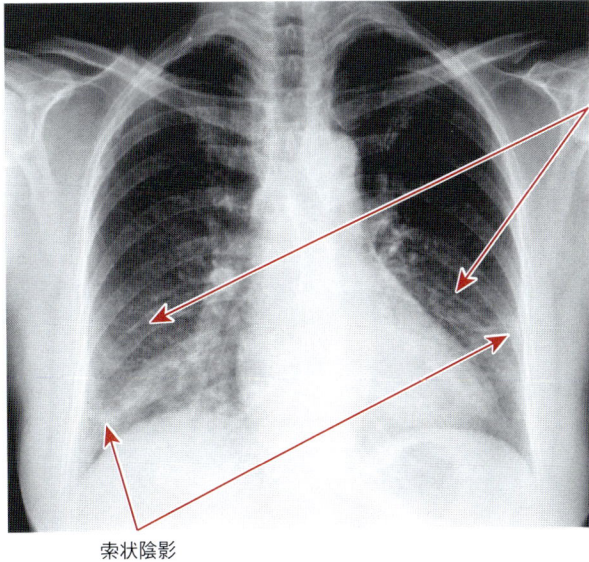

粒状
すりガラス状陰影

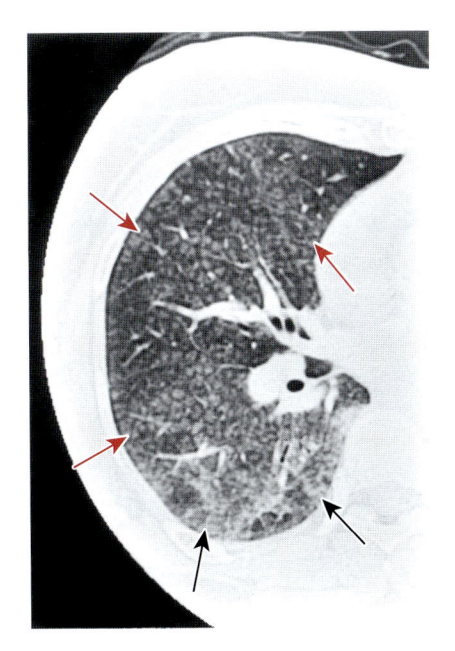

索状陰影

図4 ● 胸部CT像

実践編
② 咳嗽，痰

発熱
咳嗽
呼吸困難

図5● (二次) 小葉と細葉の模式図

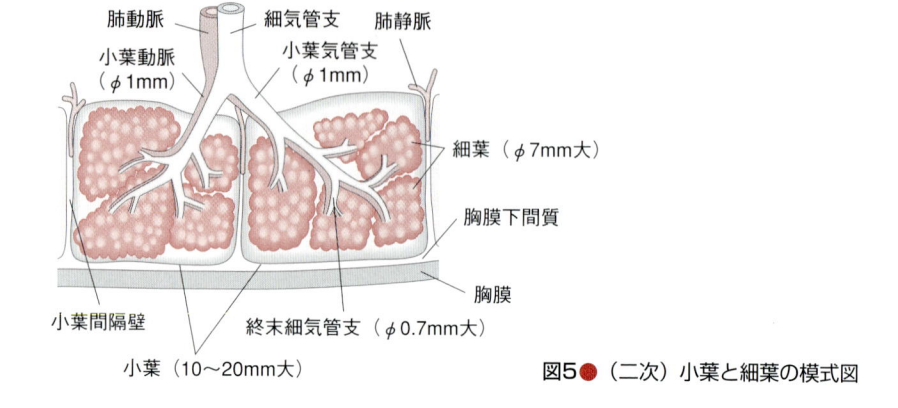

陰影と呼ぶ.

小葉中心性粒状陰影の存在は，何らかの病原物質が**経気道的に末梢肺**に運ばれて病巣が形成されたことを物語っている．典型的な小葉中心性粒状陰影の存在と自他覚症状から，この症例は**夏型過敏性肺炎**[※1]をまず考えるべきである．

夏型過敏性肺臓炎は，高温多湿の家屋内に生息する*Trichosporon*属真菌の経気道的散布によって惹起される，日本で最も多い過敏性肺臓炎である．発熱，咳嗽，息切れなどの症状は，原因となる家屋から離れると改善し，戻ると数時間で再発するという特徴があるので，診断に**帰宅誘発試験**は有用である．**気管支肺胞洗浄液中の総細胞数とリンパ球比率の増加**（本例では78％），CD4/CD8の低下（同0.54），肺組織中のマッソン（Masson）

> **Memo**
>
> ※1　**過敏性肺炎**：過敏性肺炎は欧米では，hypersensitivity pneumonitis，あるいはextrinsic allergic alveolitisなどといわれる．有機粉塵の吸入により感作され発症する（無機物のイソシアネートでも発症するが例外的）．わが国では夏型過敏性肺炎（原因の多くは*Trichosporon asahii*）が最も多いとされてきたが，ほかに農夫肺や換気装置肺がある．また，最近は鳥関連過敏性肺炎（bird related hypersensitivity pneumonitis：BRHP）が非常に多いことがわかってきた．このなかにはいわゆる慢性鳥飼病以外に，羽毛布団肺などがある．過敏性肺炎の病型は，急性型，亜急性型，慢性型があるが，夏型過敏性肺炎の多くは亜急性型（1～数カ月の経過）が多く，BRHPでは慢性型が多い．いずれも胸部画像で特徴的な所見を認め，詳細な病歴を聴取することが確定診断の第一歩となる．

体や**肉芽腫**の存在が特徴的である．血清中の**抗*Trichosporon*抗体**の証明で診断を確定しうる．

3）その後の治療

家屋は古い木造で，台所は日当たりが悪くカビの生息しやすい環境であった．この症例は，10月になっても帰宅すると症状が悪化したため，プレドニゾロン 30mg/日の投与を開始した．陰影と症状はすみやかに改善し，約1カ月で投薬を中止できた．その後は**家屋の改築**もあり，数年来再発はみられていない．

診断の決め手！

- 夏季に発病した亜急性の咳嗽，息切れ，微熱．前年も同じ症状あり
- びまん性の小葉中心性粒状陰影．汎小葉性すりガラス状陰影
- 古い木造家屋に住み，帰宅誘発試験陽性．
- 気管支鏡検査でBALF中リンパ球の増多，CD4/CD8の低下
- 非乾酪性肉芽腫の証明
- 血中特異抗体陽性

実践編：② 咳嗽，痰を主訴とする症例

Case6 咳嗽，息切れ，肺の多発性空洞陰影を呈する77歳女性

病　歴

症　例：77歳　女性

病　歴：生来健康．3カ月前からブドウ膜炎にて近医で点眼治療を受けていた．1カ月前から咳嗽と歩行時息切れがあり，外来受診され入院となった．少し歩くとつらく息苦しいとの訴えあり

身体所見：発熱なし．心音・呼吸音正常．脈拍数 35／分

検査所見：白血球数 5,200/μL，CRP 3.5mg/dL，腫瘍マーカーの上昇なし

問題

Q1：胸部正面X線像（図1）の所見は？
Q2：鑑別疾患は？ どのような病態を考えるか
Q3：はじめに行うべき検査と治療は？

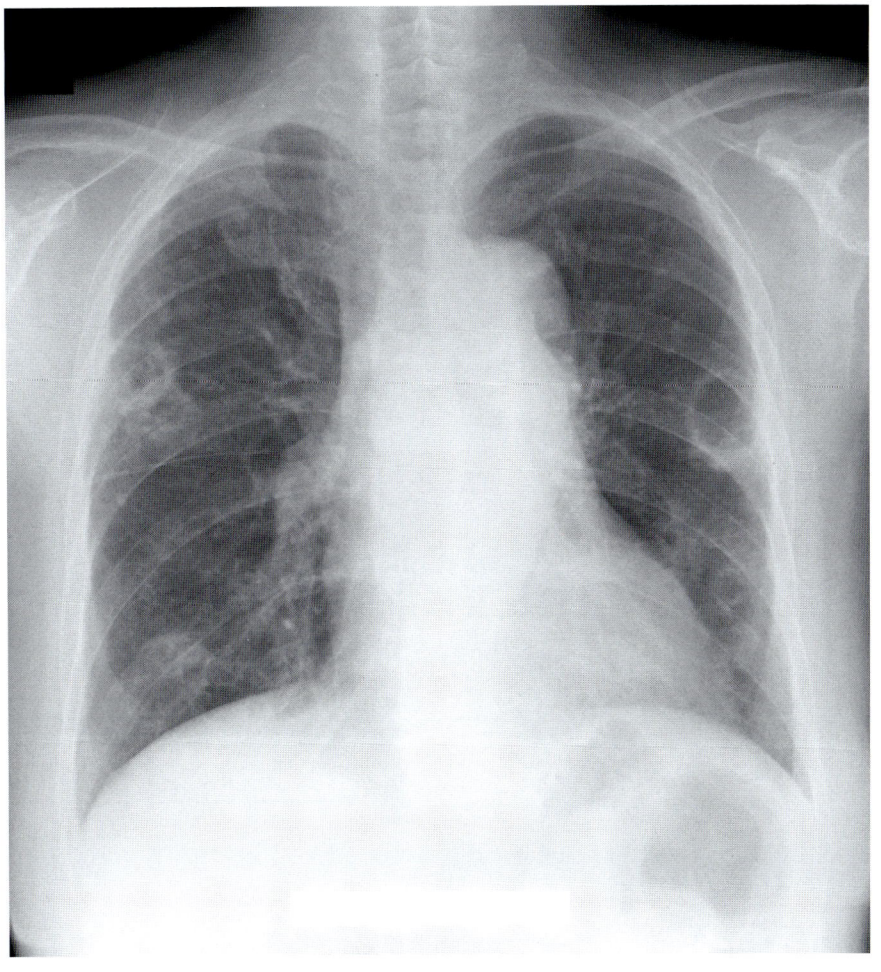

図1 ● 初診時 胸部X線像

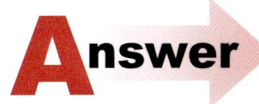

> **答え**
>
> A1：図2では多発性の空洞を伴った結節状陰影（→）を認める．結節の表面は平滑で空洞内面も平滑で鏡面形成はない
>
> A2：発熱がなく，鏡面形成もないので，肺膿瘍は考えづらい．転移性肺腫瘍，抗酸菌感染症などは鑑別の1つにあがるが，ブドウ膜炎があることなどから，空洞形成型のサルコイドーシスも考えなければならない
>
> A3：腫瘍マーカーや喀痰の細胞診，抗酸菌の検査はルーチンに行う．サルコイドーシスを疑い，ACEの測定，心電図検査などを行い，Ⅲ度房室ブロックがあればペースメーカーの挿入とステロイド治療を考える

診断：多発空洞陰影とⅢ度房室ブロックを呈するサルコイドーシスの1症例

■ 解説

1）読影のチェックポイント

「い」の字にて，肺に多発する空洞を伴う結節状陰影をチェックする．

2）所見と判断

この症例は，以前からブドウ膜炎がありサルコイドーシス（サ症）が強く疑われていた症例である．**歩いたときの息切れはⅢ度の房室ブロックが原因であった**．多発空洞陰影を呈する胸部X線像はサ症として矛盾しない．来院時脈拍数は35/分，**心房細動＋Ⅲ度房室ブロック**の心電図所見（図3）であり，入院後，循環器内科にて体外式バックアップカテーテル挿入のうえ，薬物的・電気的除細動を施行し，その後長期ペースメーカー（permanent pacemaker）の植え込み術を行った．

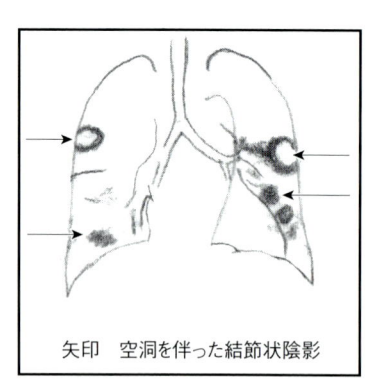

矢印　空洞を伴った結節状陰影

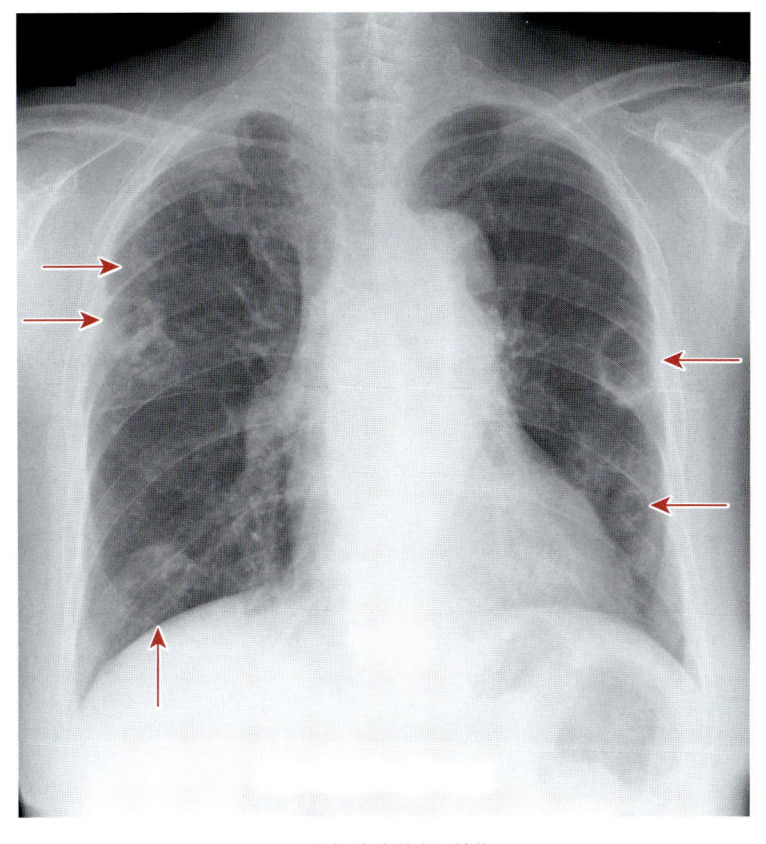

図2● 初診時 胸部X線像

　胸部CT像（図4）にても，空洞は（→）薄壁，内面は平滑で，結節陰影の辺縁は明瞭で，多発性であることから，悪性腫瘍や抗酸菌感染症なども鑑別の1つにはあがる．しかし，**眼や心臓の状況から考えて，「空洞形成型サルコイドーシス」を真っ先に考えるべき**である．

　血中ACE 30.6IU/Lと高値で，**ツ反陰性**，**γグロブリン高値**からサ症の臨床診断群である．ペースメーカー挿入後に気管支鏡を施行して，BALFの総細胞数とリンパ球分画の増多，CD4／CD8の上昇，TBLBで**肺組織から類上皮細胞肉芽腫**を証明し，サ症の**組織学的確定診断**を得た．

　サルコイドーシス患者が息切れやめまいを訴えるときには高度房室ブロックを考えるべきこと，空洞形成型の肺陰影の鑑別の1つとしてサルコイ

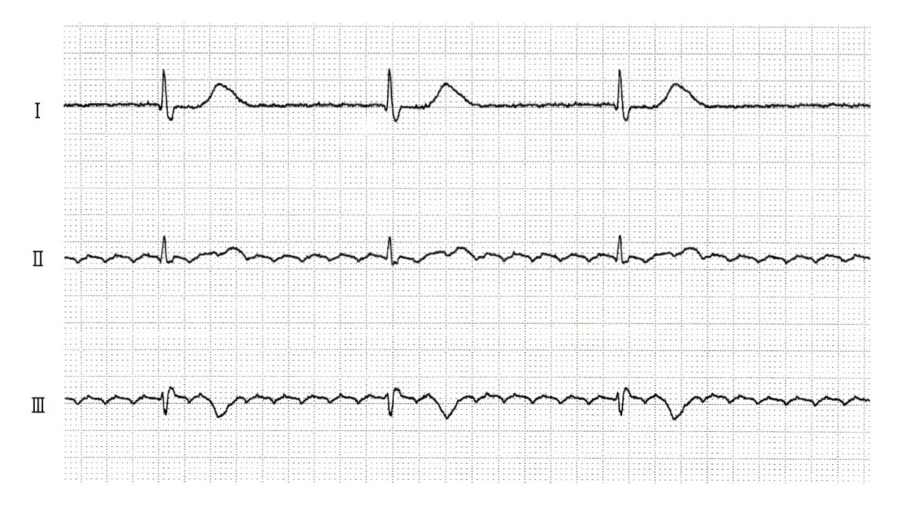

図3●初診時 心電図
　心房細動＋Ⅲ度房室ブロックを認める

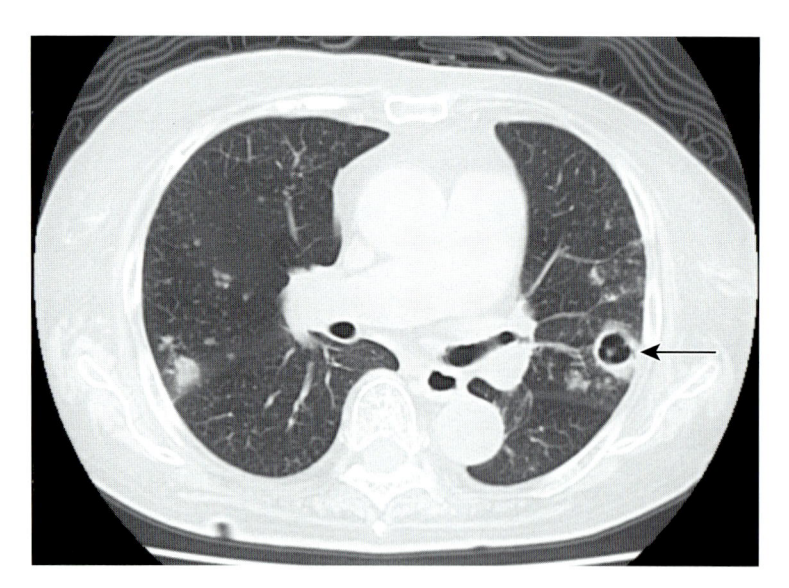

図4●初診時 胸部CT像

ドーシスがあることを示した.

3）その後の治療

　　プレドニン30mg/日から開始した．肺野陰影は改善し自覚症状もよくなったが，ステロイド糖尿病とステロイド筋症を併発し，ステロイドの減量を急がざるをえず，管理が難しい例であった．心臓はペースメーカリズムのままで自脈は出なかったが，かわらずに元気であった．プレドニゾロン5mg/日を10年間継続した．

> **Memo**
>
> **心臓サルコイドーシス**：サルコイドーシスは人種によって病状が異なり，欧米では呼吸不全での死亡例が多いとされるが，わが国では心臓病変によって死亡する例が多い．よってサ症患者で心臓病変を合併しているか否かは大切な事項であるが，初期にこれを確定するのはかなり難しい．**①不整脈**と**②左室収縮不全**が最も大きな心臓合併症であるが，とくに心筋に広汎に本症の浸潤があって左室収縮不全をきたしている場合には，治療に不応性でかなり予後が悪い．不整脈は軽度の上室性不整脈や心室性不整脈はかなり多い．問題は**高度の房室ブロックや心室頻脈，心室細動にいかに対処するか**であるが循環器内科医療に頼るところが大きい．侵襲の少ない検査では，心電図で**右脚ブロック左軸偏位（2枝ブロック）**の所見や，心臓エコー検査で**心室中隔基部の菲薄化**を認める場合には心臓サルコイドーシスの合併を疑って積極的に検査，管理したほうがよい．

診断の決め手！

- 眼症状（ブドウ膜炎）とⅢ度房室ブロック．
- 空洞を伴う多発結節性陰影．
- 血清ACE高値．気管支鏡でBALFのリンパ球増多，CD4/CD8高値．TBLBにて類上皮細胞肉芽腫の証明．

実践編：② 咳嗽，痰を主訴とする症例

Case7 軽度の咳嗽と息切れを訴える64歳女性

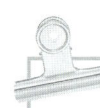

病　歴

症　例：64歳　女性

病　歴：半年ほど前から軽度の咳嗽が出現し，近医にて咳止めなどを処方されたが改善せず，外来受診した．階段の昇りで軽い息切れを感じる程度．とくに既往歴はない

喫煙歴・吸入歴：なし

身体所見：両側肺底部に小水疱性ラ音を聴取したが，ばち指はない

検査所見：血算生化学；白血球数は7,200/μLと正常で分画も異常ない．CRPは1.2mg/dLと弱陽性でLDHの上昇はない．血中のKL-6は1,460U/mLと高値であった．動脈血ガス；pH 7.41，PaO_2 76.8torr，$PaCO_2$ 38.9torrと軽度の低酸素血症がある．呼吸機能検査では，%VCは67.5%，一秒率92%と拘束性障害を呈し，%DLCOは67%と低下していた

問 題

Q1：胸部X線像（図1）の所見は？
Q2：診断は？
Q3：治療は？

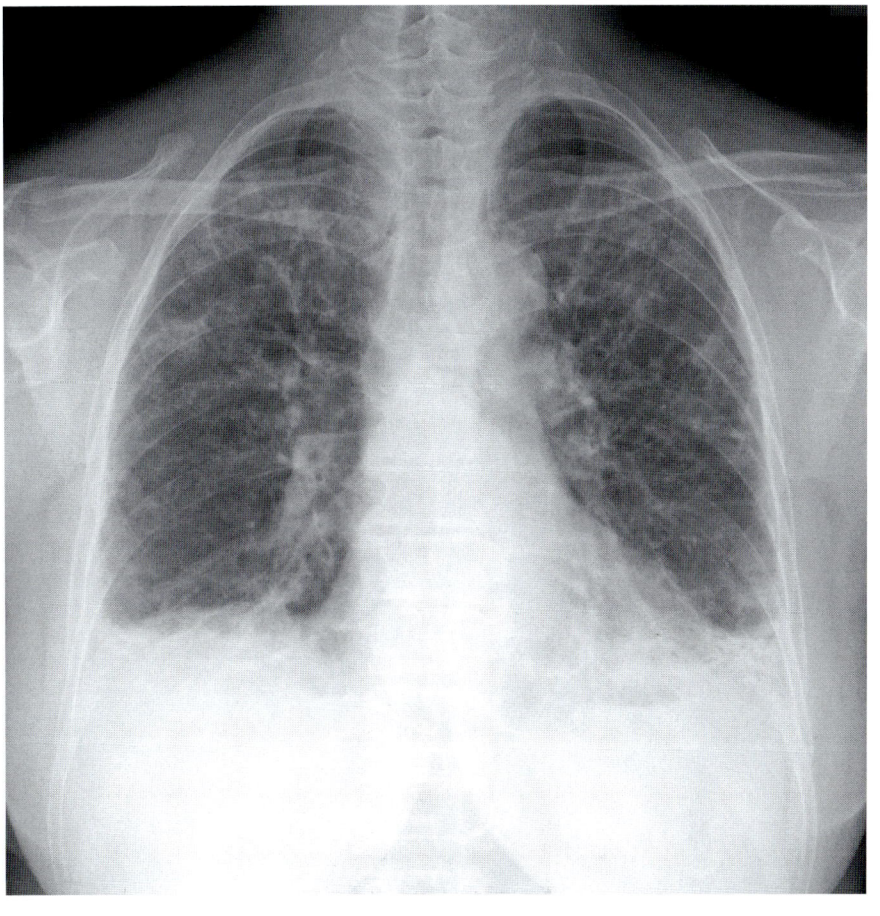

図1 ● 受診時 胸部X線像

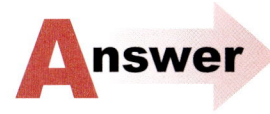

> **答え**
>
> A1：上肺優位の広範なすりガラス状陰影（→），下肺野の浸潤影（○）と下肺野容積の減少（図2）
> A2：NSIP
> A3：ステロイド治療および免疫抑制薬の投与

診断：咳嗽を主訴とした特発性NSIPの1例

■ 解 説

1）読影のチェックポイント

胸部X線像では上肺優位の広範なすりガラス状陰影や下肺野の浸潤影を認める．横隔膜が不鮮明なのは下肺野の浸潤影＋容積減少が重なって横隔膜が挙上（容積が減少）しているためであろう．

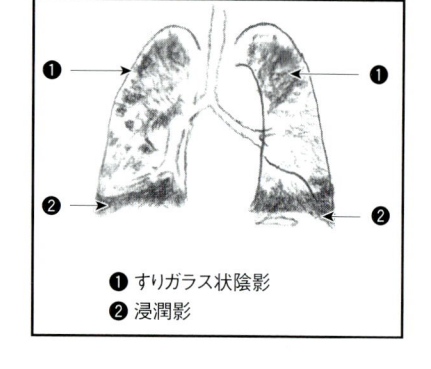

❶ すりガラス状陰影
❷ 浸潤影

2）所見と診断

自覚症状は比較的軽度で，特発性肺線維症にしては喫煙歴や吸入歴がなく，亜急性の病歴であり，すりガラス状陰影が主体であることから非特異性間質性肺炎（non specific interstitial pneumonia：NSIP）を考える．胸部CT像では**多発性の斑状すりガラス状陰影**（図3），**気管支血管束や胸膜に沿った陰影**（図4）を認める．**蜂巣肺（honeycombing）が認められない**ため特発性肺線維症は考えづらい．その他の鑑別診断として，薬剤性肺炎，過敏性肺炎，鳥関連過敏性肺炎（羽毛布団肺を含む），膠原病に先行する間質性肺炎などがあり，病歴からよく鑑別を考えるべきである．

NSIPは1994年にKatzensteinらによって，従来の通常型間質性肺炎（usual interstitial pneumonia：UIP）や剥離性間質性肺炎（desquamative

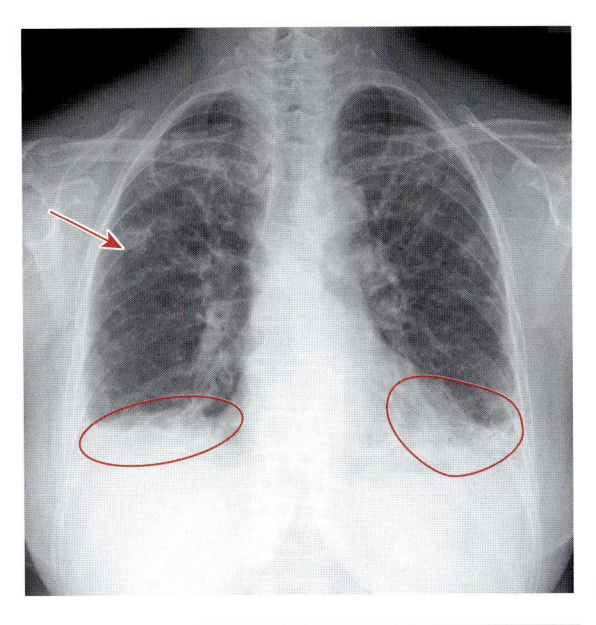

図2● 受診時 胸部X線像

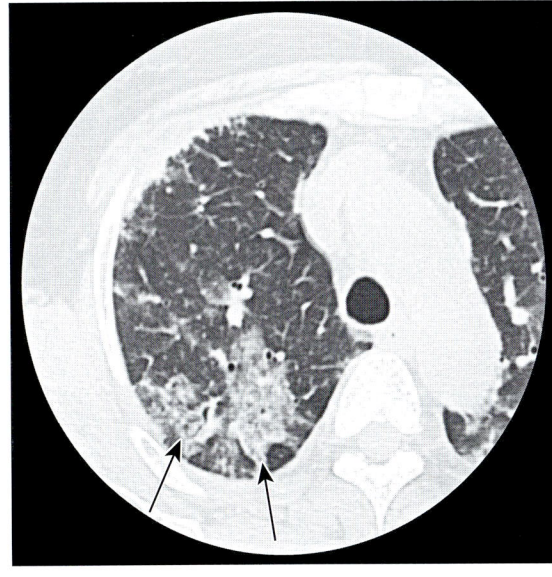

図3● 胸部CT像
多発性すりガラス状陰影（→）を認める．胸膜直下は侵されていないことが多い

interstitial pneumonia：DIP）やAIP/DADなどの範疇にあてはまらない新しい概念の間質性肺炎として提唱された（IIPsの分類については**実践編①Case2**参照）．病理学的には肺胞壁に炎症と線維化がさまざまな程度にみ

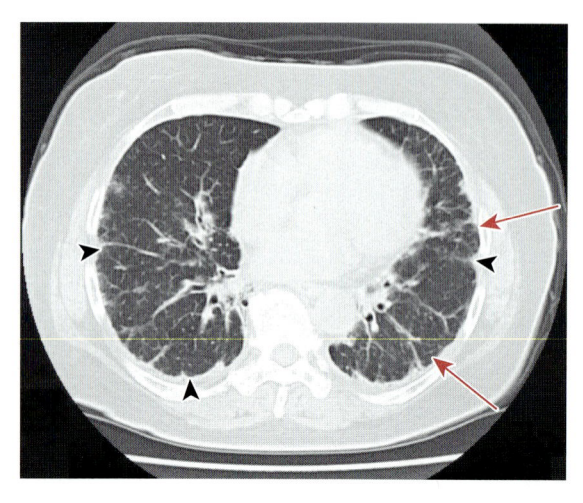

図4●胸部CT像
気管支血管束（→），
胸膜（▶）に沿った陰影
を認める

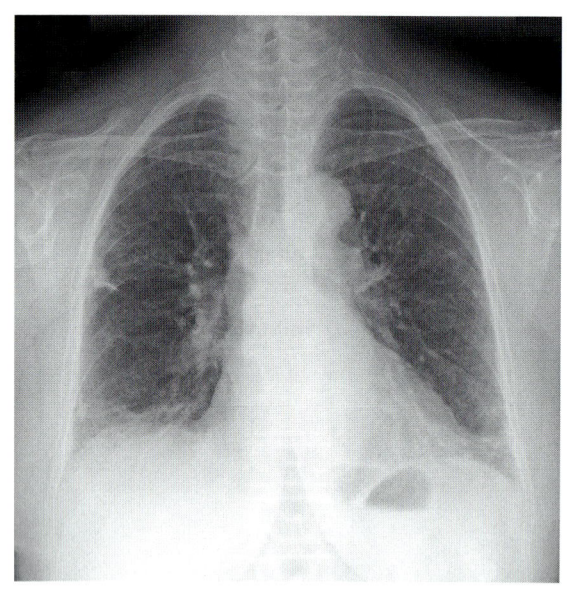

図5●治療後の胸部X線像
胸部陰影はかなり改善した

られるが，**時相の一致（temporally uniformity）**と言われるように，肺胞壁の炎症と線維化の時相が比較的均一に分布することが本症の最も大きな特徴である．**UIPが組織学的な時相の多様性（temporal heterogeneity）を呈する**のと異なっている．特発性のNSIPの臨床像は，年齢は40代から60代に多く，女性がやや多い．亜急性に進行する咳や労作時呼吸困難

を契機に医療機関を受診することが多く，発熱や体重減少を認めることもある．線維化をきたしていない時期の**細胞浸潤型非特異性間質性肺炎（cellular NSIP）**とすでに線維化をきたしている**線維化型非特異型間質性肺炎（fibrotic NSIP）**に大きく分類される．NSIPは，線維化が進むと，すりガラス陰影よりも網状陰影が増え，**牽引性気管支拡張（traction bronchiectasis）**が目立ってくる．本症例は画像上も線維化の特徴がなく，ビデオ補助下胸腔鏡手術（video-assisted thoracic surgery：VATS）生検ではcellular NSIPの像であり，膠原病や薬剤などの原因となるものがないため，特発性NSIPと診断した．

3）その後の治療

ステロイド治療（プレドニゾロン 60mg/日から漸減）にて改善した（図5）．

> **Memo**
>
> **NSIPとUCTD**：特発性NSIPは特発性間質性肺炎（IIPs）の1つの病型（実践編① Case2 Memo参照）であり，「特発性」とは「原因不明」を意味している．病理学的にNSIPであっても，膠原病肺や薬剤性肺炎である場合は，特発性とはいわない．最近，特発性NSIPの患者さんでは，膠原病類似の症状や所見（関節痛や多発性関節腫脹），レイノー症候群，嚥下障害などを訴え，抗核抗体やリウマチ因子などが陽性で赤沈の亢進があるなど）がみられることが多いといわれている．特発性NSIPといっても何らかの膠原病が隠れているのかもしれないと考えさせられる．この，**「まだ確定されていない膠原病」はUCTD（undifferentiated connective tissue disease）**と呼ばれている．患者さんの自覚症状と検査所見から，UCTDに合併したNSIP（UCTD-NSIP）と，UCTDのないNSIP（non UCTD-NSIP）に分けて論じられるようになってきた．

診断の決め手！

- 亜急性に経過する咳嗽，呼吸困難，喫煙歴なし．
- 胸部CT像：
    ① 多発性のすりガラス状陰影
    ② 胸膜直下は侵されていない部分が多い
    ③ 気管支血管束に沿った索状陰影
    ④ 蜂巣肺がない
- VATS生検でcellular NSIPの診断．

実践編：② 咳嗽，痰を主訴とする症例

Case8 空洞を伴う塊状陰影を呈する53歳男性

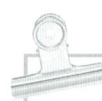

病　歴

症　例：53歳　男性

病　歴：1カ月ほど前から感冒様症状あり．黄色痰が出ていた．吸気時に右の胸痛があった．10日前から茶褐色の喀痰（やや臭い膿性痰）が増加したとのことで外来受診した．発熱の訴えはない

身体所見：入院後の体温を測定すると38℃であった．心音，呼吸音などその他の身体所見には異常がない．

問題

Q1：診断は何を最も考えるか（図1）？
Q2：医療面接で主に聞くべきことは何か？
Q3：行っていくべき検査は何か？

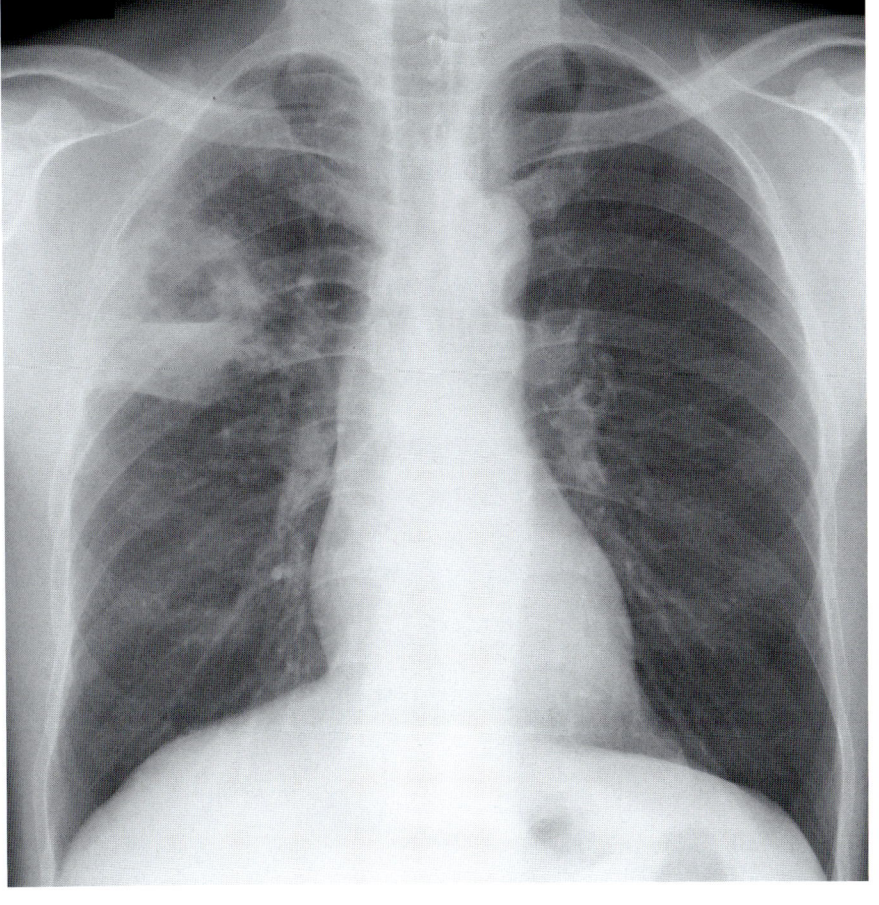

図1● 入院時 胸部X線像

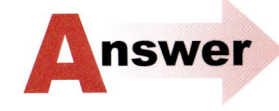

> **答え**
> A1：肺化膿症（肺膿瘍）
> A2：歯周病がないか，糖尿病や肝障害がないか，喫煙歴と飲酒歴はどうか．
> A3：血液検査，胸部CT，喀痰検査，経皮的肺穿刺など

診断：口腔内常在菌による肺膿瘍の1例

■ 解説

1）読影のチェックポイント

「い」の字で読影すると，胸部X線像（図2）では，右上葉〔minor fissure（❶▶）の上〕に，空洞を伴った塊状陰影（❷→）がみられる．空洞は内壁に凹凸があるが，比較的滑らかで，鏡面形成（❸→）を伴うという特徴がある．このような**鏡面形成を伴う空洞陰影**があり，1カ月間で感冒症状から悪化してきたことを考えると，肺化膿症が最も考えやすい．**発熱がありながら，その自覚がない（ほとんどつらくない）のは，比較的分裂速度の遅い菌（結核菌や嫌気性菌など）の感染症**ではよくみられる現象である．

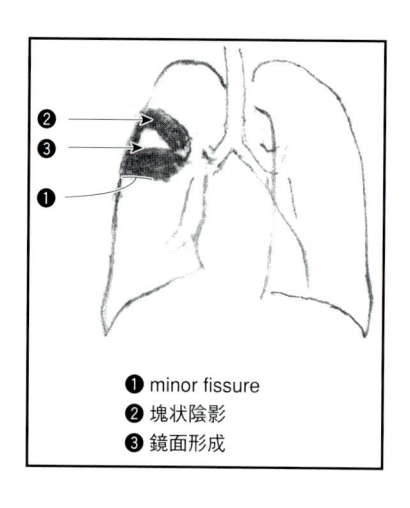

❶ minor fissure
❷ 塊状陰影
❸ 鏡面形成

2）所見と診断

肺結核，肺癌，肺化膿症などを考えるが，白血球数 16,700/μL，CRP 21.8mg/dL，赤沈116mm/時間以上と著しい炎症反応があるので，結核や肺癌でなく肺化膿症と推定できる．胸部X線像で**鏡面形成があることと壁の内面が比較的滑らかな**のが画像上の特徴である．

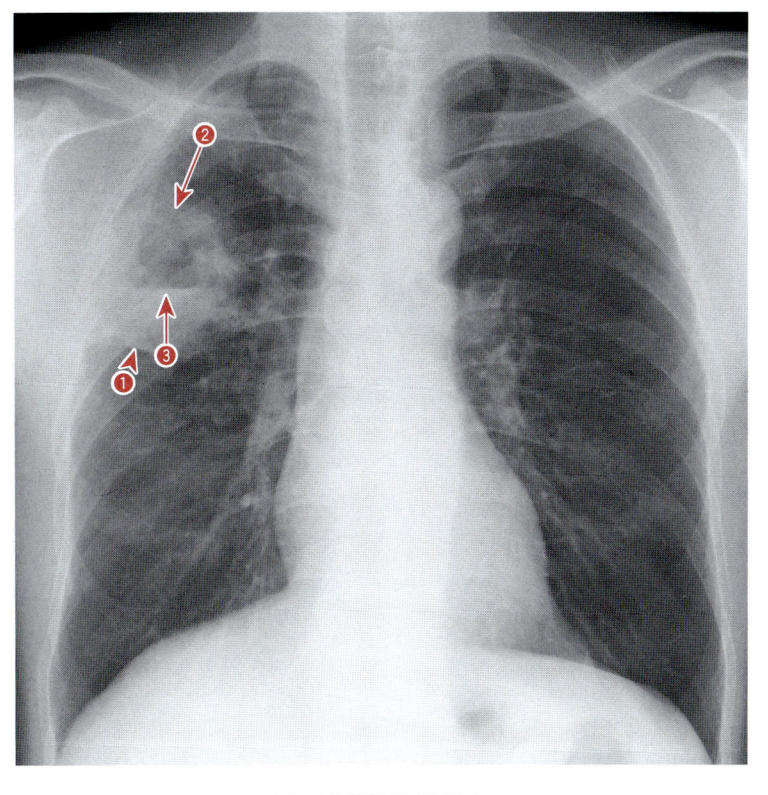

図2●入院時 胸部X線像

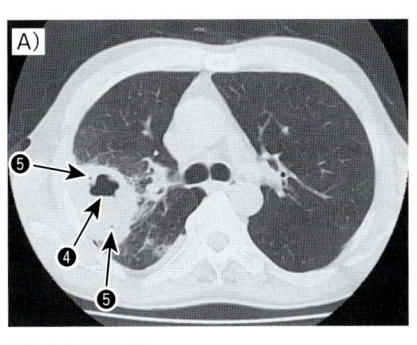

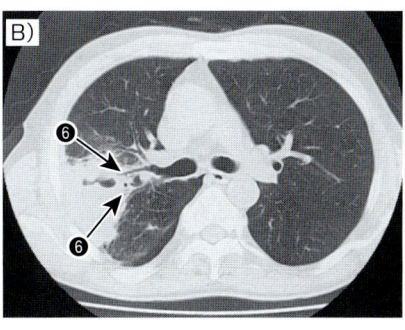

図3●胸部CT像
　A）鏡面形成（❹━▶）と小空洞（❺━▶）の散在，B）エアブロンコグラム（❻━▶）
　を伴う像

実践編

② 咳嗽，痰

発熱

血痰・痰

胸痛

185

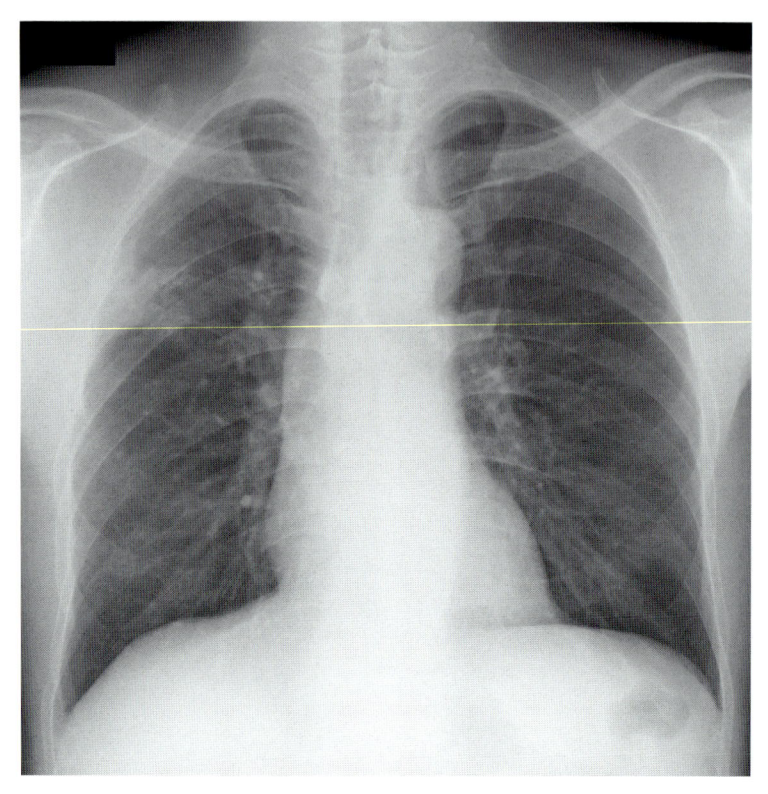

図4● 治療1カ月後の胸部X線像
陰影は改善しているが残存している．肺膿瘍は周辺が線維化するため陰影の改善が普通の肺炎よりも遅れる

　CT像では，**図3A**でわずかに鏡面形成がみられる．小空洞も散在してみられる．**図3B**では，エアブロンコグラムがみられ，肺化膿症であることを裏づけている．このような充実性の陰影が腫瘍であればエアブロンコグラムはみられない．

　肺化膿症は，ブドウ球菌や緑膿菌ではかなり状態の悪い人に起こるが稀である．本症例では**口腔内常在菌〔嫌気性菌や**_Streptococcus milleri_ **(**_Str. milleri_**)〕による感染症**をまず考える．**歯周病**のある人，**糖尿病**や**肝障害**がある人，**飲酒や喫煙**の多い人に発症しやすいのでよく医療面接で聞くべきである．本症例では毎日日本酒3合の飲酒歴があった．

3）その後の治療

本症例では，**経皮的肺穿刺**で*Str. milleri*（intermedius）と*Fusobacterium*が証明され，クリンダマイシン（ダラシン®）1,800mg/日で治療し，軽快した（図4）．*Str. milleri*は好気性菌だが，口腔内常在菌で肺膿瘍の起炎菌になる．

> **Memo**
>
> **嫌気性菌の検査**：口腔内には，好気性菌の10倍から1,000倍の嫌気性菌が生息している．肺炎の多くは口腔内常在菌の誤嚥によるので，嫌気性菌による肺炎も多い．嫌気性菌は酸素があると生きられない偏性嫌気性菌と少しの酸素ならば耐えられる耐気性嫌気性菌に分けられる．嫌気性菌感染症を疑う場合には，検体は酸素のない状態で検査室に運ばないと嫌気性培養は普通行われない．また，**喀痰や便を普通に嫌気性培養を行うと常在菌の嫌気性菌の汚染が起こるため，この培養は行わないのが普通である．血液，髄液，胸水などでは常在菌の汚染がほぼないので嫌気性菌培養を行う価値がある**．どうしても喀痰で培養したい場合には，口腔内をよくうがい洗浄して，嫌気ポーターなどの嫌気性容器に痰を採取して培養する．肺膿瘍の起炎菌は複数の菌の混合感染であることが多い．*Fusobacterium*の感染では痰の悪臭が強いといわれる．肺炎や肺膿瘍の原因が嫌気性菌かどうかを確かめるためには，肺局所に直接針をさして吸引する**肺吸引法**（percutaneous lung aspiration：PLA）や気管以下の喀痰を調べる**気管吸引法**（transtracheal aspiration：TTA）を行う必要がある．

診断の決め手！

- 異臭のある膿性痰．発熱の乏しいこともある
- 空洞を伴う塊状陰影．鏡面形成を伴う
- 経皮的肺穿刺で採取した検体から*Str. milleri*と*Fusobacterium*が証明された

実践編：② 咳嗽，痰を主訴とする症例

Case9 喀血を主訴とした20歳女性

病 歴

症　例：20歳，女性

病　歴：10月に2日間続く血痰を訴えて外来を受診した．咳嗽はこの1カ月間ときどき出る．発熱はない

喫煙歴：なし

飲酒歴：なし

身体所見：とくに異常なし

検査所見：血算生化学；白血球数 7,200/μL，CRP 1.25mg/dL，腫瘍マーカーの上昇なし

問題

Q1：胸部X線所見（図1）と疑うべき疾患は？
Q2：次に行うべき検査と治療は？

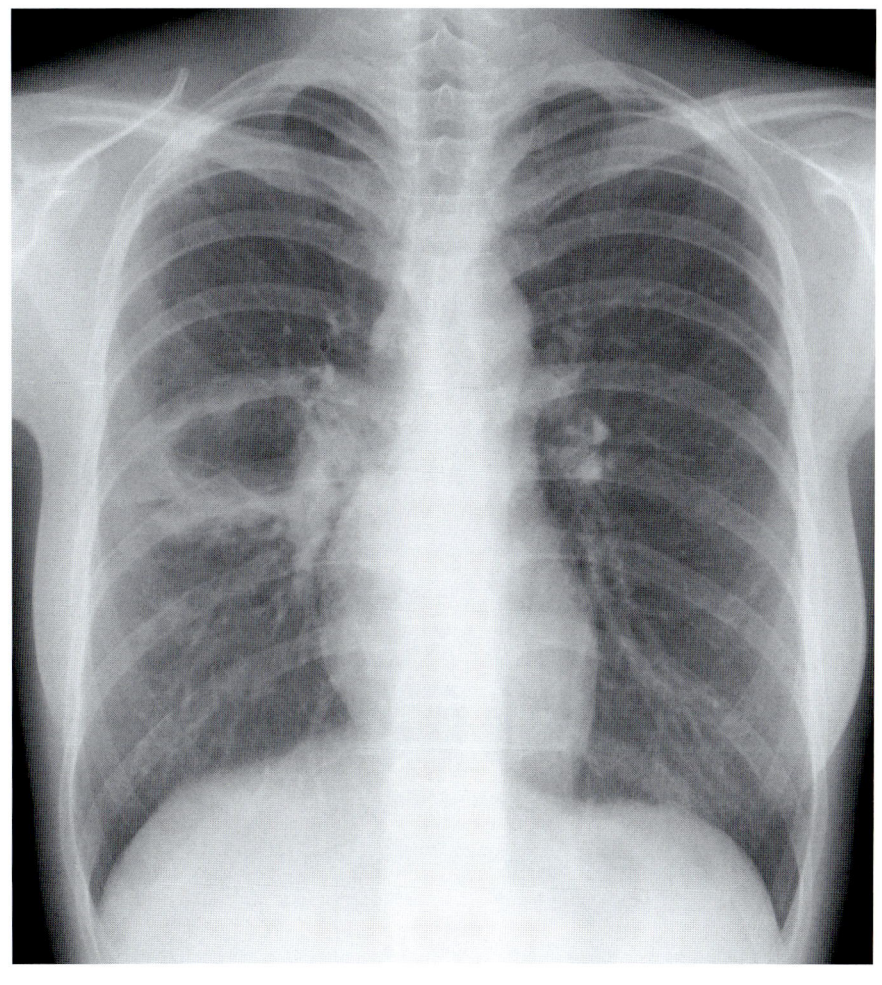

図1●初診時 胸部X線正面像

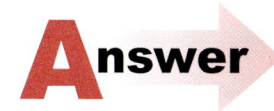

> **答え**
>
> A1：右中肺野に4.5cm×6cm程度の塊状陰影があり，中に比較的壁の厚い空洞（→）を認める（図2）．空洞壁の厚さはほぼ一定．空洞の内面は比較的滑らかだが，ニボー（鏡面形成）は認められない．肺癌や肺結核を考える
>
> A2：喀痰の培養，抗酸菌検査，細胞診検査．結核の診断を得た場合は，PZA（ピラジナミド），RFP（リファンピシン），INH（イソニアジド），EB（エタンブトール塩酸塩）の4者治療（HREZ）の治療を6〜9カ月行う

診断：空洞を伴う肺結核の1例

■ **解説**

1）読影のチェックポイント

「い」の字に沿って右肺野に空洞を伴う塊状陰影を認める．鏡面形成はない．

2）所見と診断

胸部X線像では，壁の比較的厚い空洞を伴った塊状陰影を認める．ニボー（niveau：鏡面形成）を認めないこと，自覚症状として，発熱や咳嗽・喀痰が乏しいこと，また，炎症所見が乏しいことが特徴である．すなわち，これらの所見から，肺膿瘍（実践編② Case8参照）は考えづらい．また，肺癌は鑑別診断の1つにあがるが，このような大きな空洞を伴う塊状陰影の肺癌の多くは類表皮癌であり，喫煙歴のないこの若い女性での肺癌は考えづらい．右前斜位像（図3）で壁の状態がよく観察される（病巣が右背部にあるからである）．**凹凸はあるが類表皮癌のようにゴツゴツした感はなく，肺膿腫でみられるニボーもない．肺結核を疑わせる．**

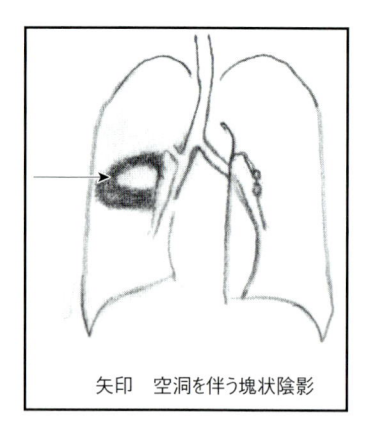

矢印　空洞を伴う塊状陰影

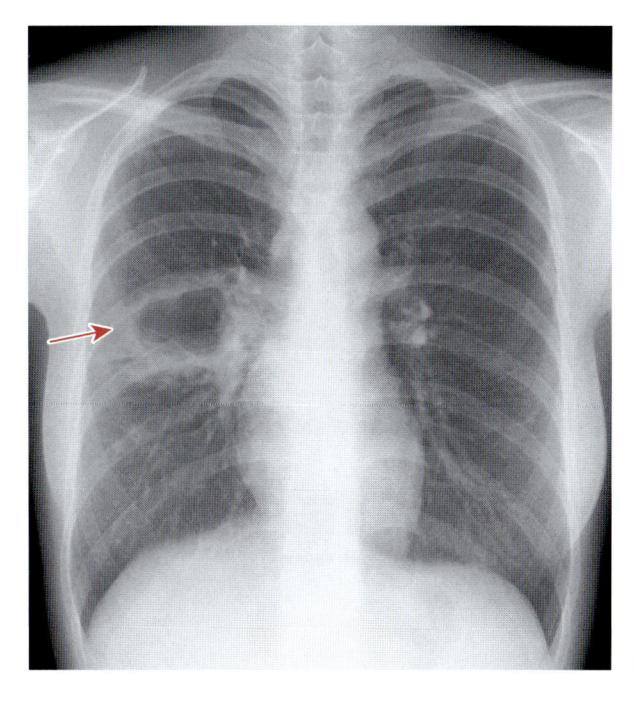

図2●初診時 胸部X線正面像

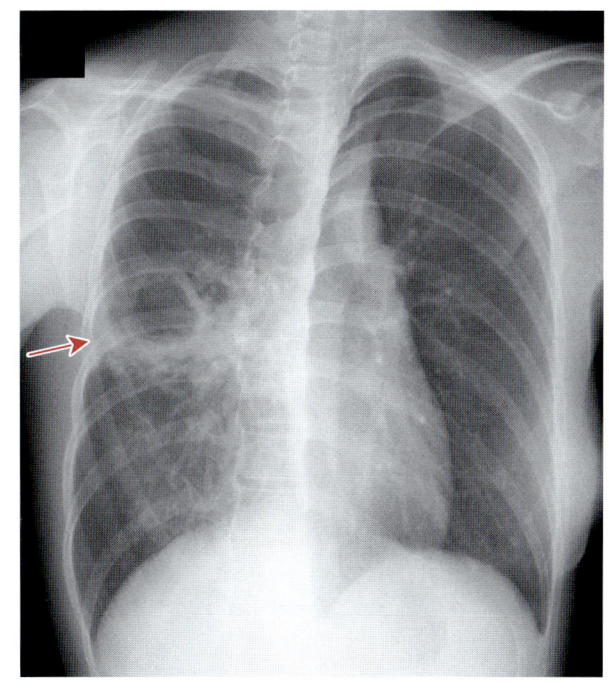

図3●初診時 胸部X線 右前斜位像
病巣は右背側にあるので，右前斜位で全貌がみえやすくなる

実践編

② 咳嗽，痰

血痰・痰

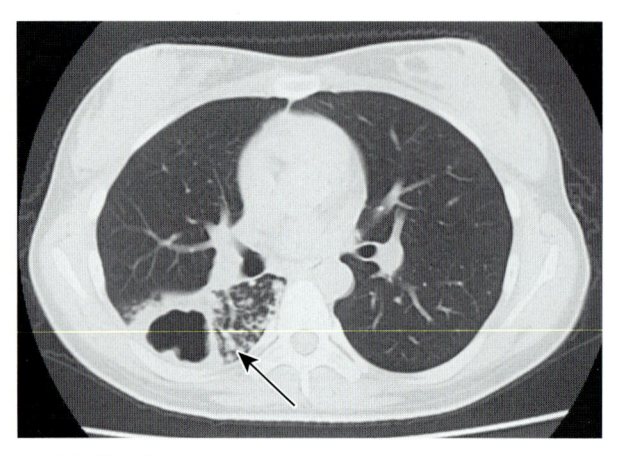

図4● 胸部CT像
塊状陰影の周囲に結節状陰影（──→）が撒布している

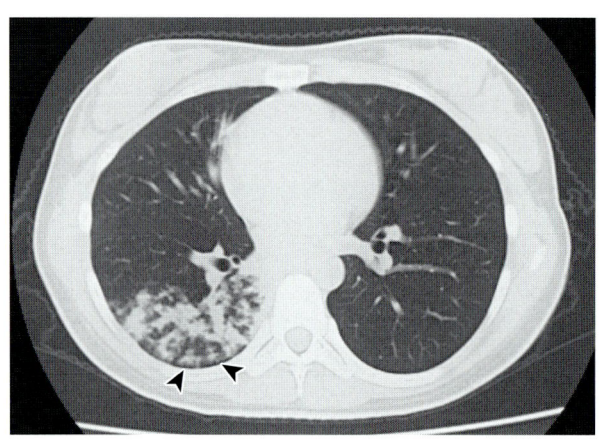

図5● 胸部CT像
塊状陰影の下側に小葉中心性結節状陰影（▶）が撒布している

　よく医療面接をすると，この1カ月間ときどき咳嗽があり，また，微熱を感じていたという．このような症状から**慢性感染症を疑い，肺結核を強く疑う**．はたして，喀痰からは塗抹でガフキー3号が検出された．
　胸部CT像（図4）では，塊状陰影の壁厚がほぼ一定で，その周囲に**結節状陰影の撒布**（──→）が認められる．図5においても，塊状陰影の下側に**小葉中心性の結節状陰影**（▶）の散布が認められることがわかる．肺結核の特徴といえる．

3）その後の治療

　この症例は，15年以上前の症例で，PZAの使用はまだ一般的ではなかったので，RFP，INH，EB（HRE）の3者治療を1年間行って治癒した．現在では耐性菌に対する対策から，PZA 2ヵ月を含む，4者の治療（HREZ）を6～9ヵ月行うのが原則である．

> **Memo**
>
> **抗酸菌の検査**：1882年にローベルト・コッホが結核菌を発見してから，100年以上は新しい検査方法は見出されていなかった．しかし，この10年間で遺伝子検査などによる新しい検査方法が確立された．10年以上前と現在との簡単な検査の違いを記してみる．
>
> ①塗抹検査；以前はZiehl-Neelsen（Z-N）法だけであったが，最近は蛍光法で観察するようになった．Z-N法では1,000倍で観察するが，**蛍光法では200倍の観察で暗い視野のなかにオレンジ色に光る抗酸菌をみつけるので検査時間が短縮できる**ようになった．
>
> ②培養検査；今までは小川培地が中心であったが，最近は液体培地がでてきた．**液体培地では抗酸菌が培養される速度が速く2週間以内に結果がだせる**メリットがある．しかし，これでは生育しない非結核性抗酸菌があるのが欠点である．
>
> ③ガフキー号数；ガフキー号数は日本で以前から用いられてきた，塗抹喀痰検体中にどのくらいの菌数がいるかを記すわかりやすい記載であったが，**国際的には通じない**ので，この表記は中止して，単に塗抹陽性，陰性だけで表記されるようになった．塗抹±，1＋，2＋，3＋はおのおの，ガフキー1号，2号，5号，9号にあたるとしている（実践編② Case2　Memo ※1参照）．
>
> ④培養同定；培養された抗酸菌を同定する場合，以前は結核菌か否かをナイアシンテスト陽性（結核菌），陰性（非結核性抗酸菌）だけに頼っていた．現在最も広く行われているのは，培養された検体を**DDH法（DNA-DNA hybridization法）で18種の抗酸菌を同定する方法**である．
>
> ⑤QFT（クオンティフェロン）；遅延型アレルギー反応をみるツベルクリン反応は，BCG接種の影響を受ける．**QFTはBCG接種の影響を受けないので**，これが陽性であればかなりの確かさで結核菌の感染があるか，以前に感染を受けたということができる．しかし，感度も特異度も100％ではないので，結果解釈については慎重に行う必要がある．

診断の決め手！

・1カ月続く咳嗽（慢性咳嗽）
・肺の陰影のわりに自覚症状が少ない
・喀痰塗抹陽性．培養陽性
・主たる病巣周囲の小結節状陰影の撒布

実践編：③息切れ，呼吸困難を主訴とする症例

Case1 腰背部痛，息切れを主訴とする72歳女性

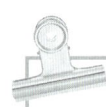

病　歴

症　例：72歳　女性，無職

主　訴：腰背部痛，労作時息切れ

既往歴：1993年より高血圧で近医通院中

現病歴：1994年1月ごろより易疲労感があった．同年4月より腰背部痛があり，近医で骨粗鬆症と診断され治療を受けていた．同年7月には易疲労感，労作時の息切れが出現し，胸部X線像で2カ月前にくらべ増悪が認められ，紹介入院となった

喫煙歴・飲酒歴：なし

身体所見：意識清明．身長 145cm，体重 46kg，体温 36.5℃，脈拍 84/分整，呼吸数 26/分．表在リンパ節は触知せず，心音，呼吸音ともに正常

検査所見：血算生化学；白血球数 4,000/μL（好中球 63.8％，リンパ球 25.2％），赤沈 11mm/hr，CRP 1.3mg/dL．動脈血ガス；pH 7.44，PaO_2 54.8torr，$PaCO_2$ 39.7torrであった．その他；肝機能はAST 51，ALT 39，LDH 735と軽度異常あり．ALP 944と正常の9倍の高値であった

問題

Q1：胸部X線像（図1），胸部CT像（図2）の所見は？
Q2：診断は何か
Q3：確定診断のために行うべき検査は？

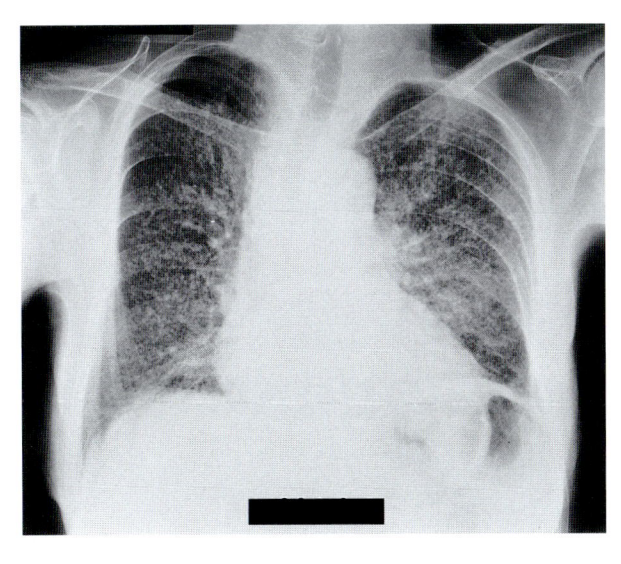

図1●胸部X線像

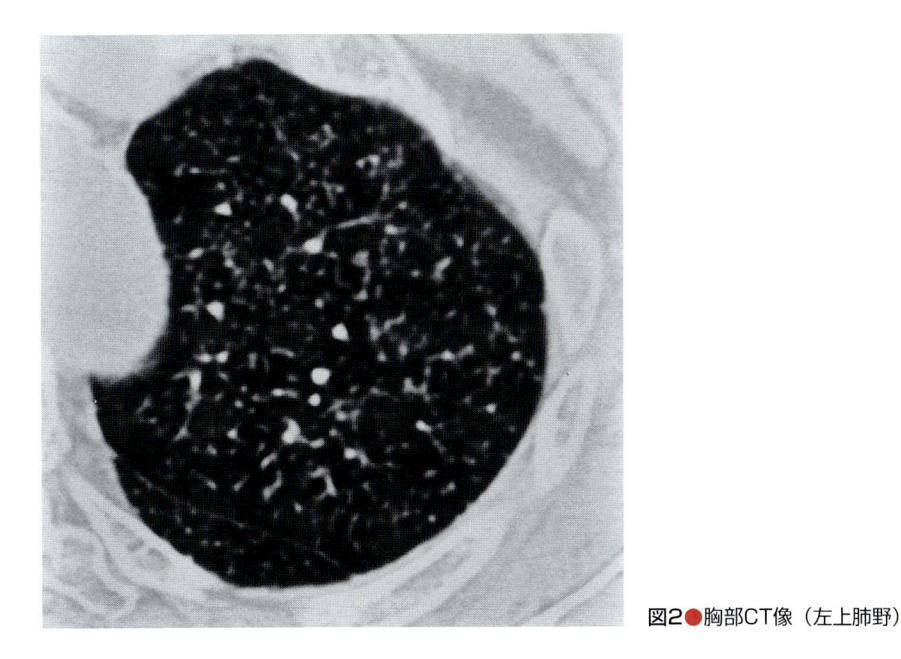

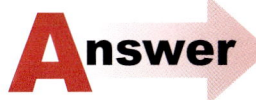

図2●胸部CT像（左上肺野）

実践編

③ 息切れ，呼吸困難

> **答え**
>
> A1：図3は，全肺野にほぼ均等に広がるびまん性小粒状陰影，図4は，全くランダムに密に分布している，ほぼ均等な大きさの小粒状陰影（➡）
> A2：粟粒結核
> A3：気管支鏡．BAL（気管支肺胞洗浄），TBLB（経気管支肺生検）

診断：発熱のない粟粒結核の1例

■ 解 説

1）読影のチェックポイント

「い」の字に沿って図3では全肺野に均等に広がるびまん性の粒状陰影を認める．

2）所見と診断

図4では，ほとんど均等な大きさの小粒状陰影（➡）が，びまん性に全く規則性のないランダムな分布を示している（図5）．**胸膜に接しているもの**もあり，これは原因物質が**血行性に撒布**されて病巣が形成されたことを意味している．経気道的に原因物質が吸入撒布されて形成される小葉中心性陰影〔**実践編② Case5**参照．本症例（図6）との違いを是非比較してみていただきたい〕とは明らかに異なる．

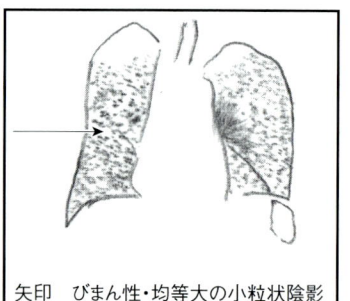

矢印　びまん性・均等大の小粒状陰影

このように，粒状ないし小結節状陰影が血行性に肺に撒布されて形成される病態といえば，まず，**癌の血行性肺転移**，そして**粟粒結核症などを**考える．

筆者は約20年前に，本症例と胸部CT像を見たときに，まず転移性肺癌であろうと考えた．そして，腰痛は癌の転移によるものであろうと想像した．しかし，気管支肺胞洗浄液中には癌細胞はみられず，細胞分画はリン

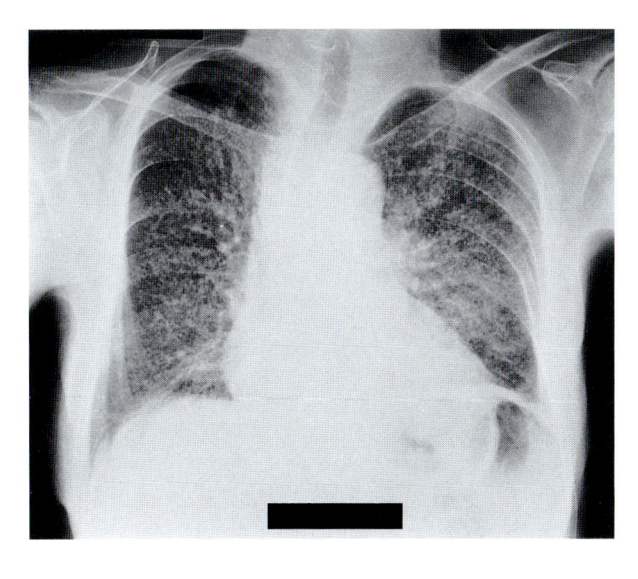

図3●胸部X線像

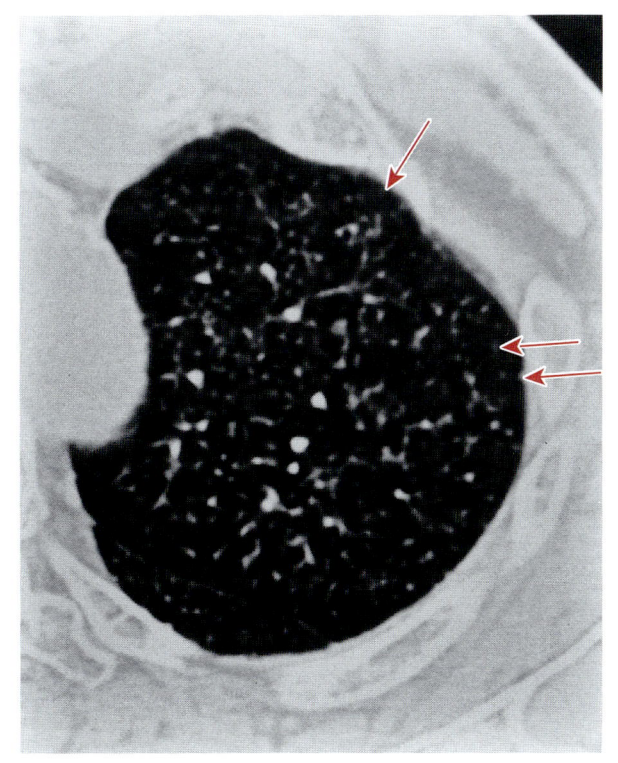

図4●胸部CT像

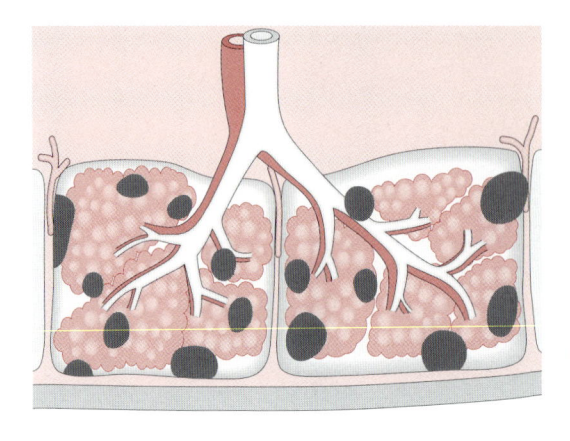

図5 ● 血行性撒布
ランダム，胸膜に接したものがある

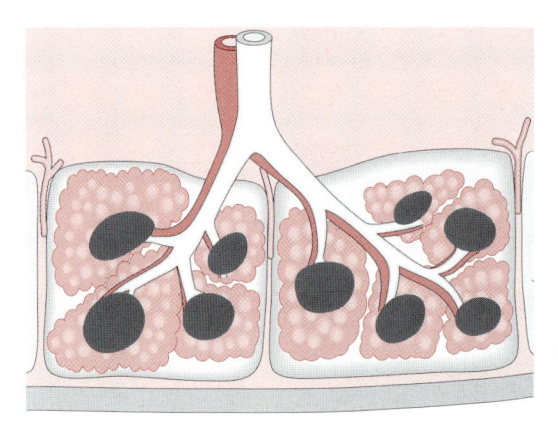

図6 ● 小葉中心性撒布
規則的，一定の距離をおいた配列，胸膜に接したものがない

パ球 55％，組織球 38％とリンパ球分画の上昇がみられ，最終的に結核菌が培養された．そしてTBLBの結果は**乾酪壊死を伴う類上皮細胞肉芽腫**であり，**粟粒結核**と診断された．

3）その後の治療

　直ちに，SM（ストレプトマイシン硫酸塩，硫酸ストレプトマイシン®），RFP（リファンピシン，リファジン®），INH（イソニアジド，イスコチン®）による化学療法を開始した．全身状態はすみやかに改善し，自宅療養としたが，治療開始後3カ月で対麻痺が出現した．**腰痛の原因は脊椎カリエス**

であった．その後，整形外科で長期入院臥床となった．

翻って反省すると，**転移性肺癌であれば大小さまざまの結節影が形成されるのが普通**であるが，本症例の粒状陰影は大きさが均一であり，粟粒結核を疑うべきであった．

また，初診時，発熱がなく炎症反応がほぼ陰性であったことも粟粒結核でないと考えた要因となった．粟粒結核に発熱は必発と信じていたが，**無熱の例が1割弱存在する**ことを後から知った次第である．

Memo

結核症の治療：結核症の治療は，以前は本症例のようにRFP，INH，EB（またはSM）の3剤で6から9カ月治療を行っていたが，最近ではPZA（ピラジナマイド）を加えた6カ月治療が普通である．First lineの薬（効果が大きく副作用が少ない）は，RFP，INH，EB，PZAである．PZAは，結核菌の分裂が盛んな時期の有効性が高いので，初期に2カ月だけ用いるが，**80歳以上ではPZAは消化器症状などの副作用の危険が大きいため用いない**．

診断の決め手！

- ほぼ均等な大きさの小粒状陰影が，びまん性に，ランダムに分布している
- 気管支鏡のBAL液の培養で結核菌が培養され，TBLBで乾酪壊死を伴う類上皮細胞肉芽腫が証明された
- 粟粒結核で発熱をきたさないものは1割弱存在する

実践編：③息切れ，呼吸困難を主訴とする症例

Case2 息切れを主訴とした19歳女性

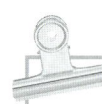

病 歴

症　例：19歳　女性

既往歴：2年前に喘息症状で治療を受けた

喫煙歴：なし

病　歴：9月になって階段昇りで息切れを感じるようになったため，10月末に外来受診した．

身体所見：両側胸部でfine crackles（捻髪音）を聴取した．呼吸機能は肺活量 2.2L（％肺活量 68％），1秒量 1.7L（％1秒量 57％），1秒率 76.5％．現在は息切れは発症時よりもやや軽減しているという

検査所見：動脈血ガス；pH 7.432, PaO_2 87.3torr, $PaCO_2$ 36.8torrであった．

問題

Q1：胸部X線像（図1）の所見は？
Q2：予想される検査データと診断は？
Q3：治療は？

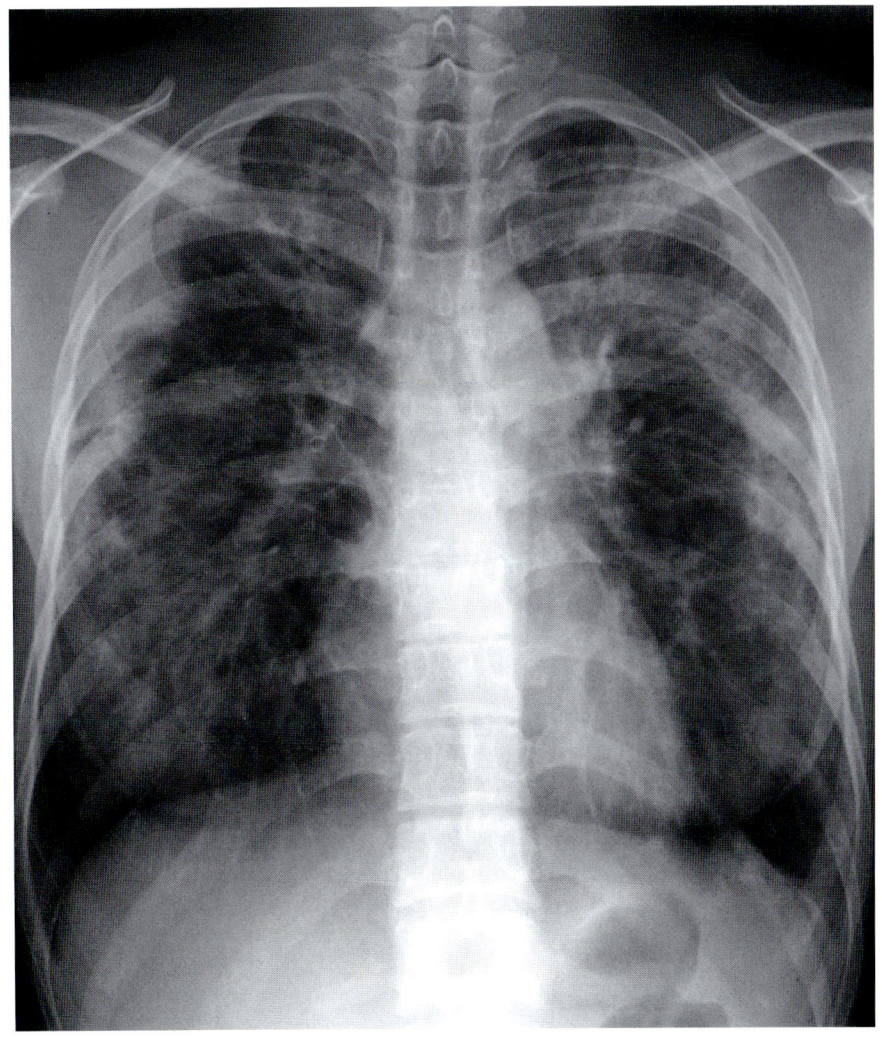

図1 ● 来院時 胸部X線像

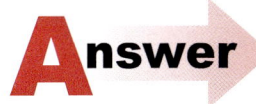

> **答え**
> A1：両側上肺野外側の浸潤陰影．典型的なroentgenological negative pulmonary edema（RNPE）の像である
> A2：末梢血の好酸球増多．BALFでの好酸球増多．診断は慢性好酸球性肺炎．
> A3：ステロイド治療

診断：慢性好酸球性肺炎の1例

■ 解説

1）読影のチェックポイント

胸部X線像では両側上肺野外側，胸膜直下に沿った浸潤陰影（❶→）を認める（図2）．この像は，一般的に蝶形陰影（butterfly shadow）といわれる肺水腫（pulmonary edema）の像とくらべて，胸部X線上の白黒が逆になっているので，roentgenological negative pulmonary edema（RNPE）と呼ばれている．

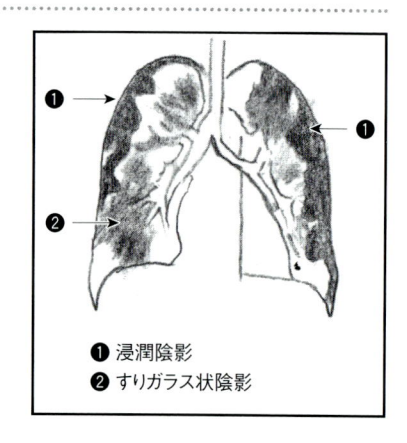

❶ 浸潤陰影
❷ すりガラス状陰影

「逆肺水腫像」が日本語訳となろうがほぼ使用されない．この像は，**慢性好酸球性肺炎（chronic eosinophilic pneumonia：CEP）の特徴的な像**として知られている．胸部CT像（図3）にても，胸膜直下の浸潤影（→）が認められる．また，下肺野にすりガラス状陰影がみられる（❷→）．

2）所見と診断

CEPは**比較的若年の女性**に多く，**アレルギー体質**の例が多い．息切れなどで発症し，**特徴的な胸部X線像（RNPE）と末梢血の好酸球増多**で診断される．確定診断のためには，気管支鏡による**BALFで好酸球が増加（25%以上）**していることを証明する．典型的な肺組織像は好酸球性膿瘍である．本症例でも末梢血の白血球数は10,200/μL，好酸球は56%，

図2● 来院時 胸部X線像

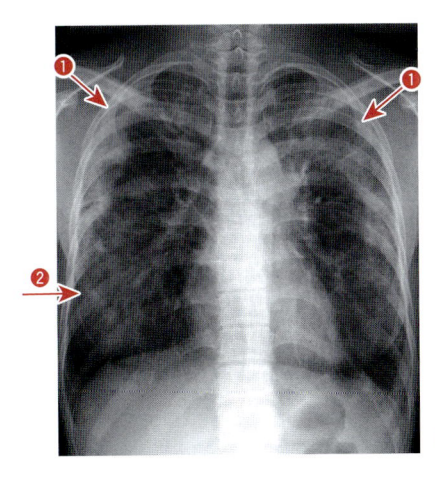

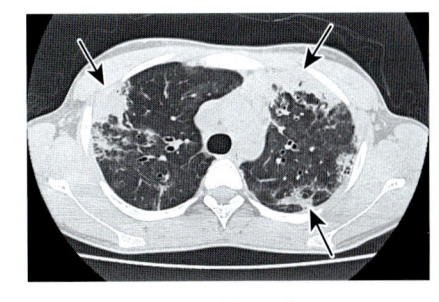

図3● 胸部CT像

BALF中の好酸球は74%であった．なお，CEPはAEP（acute enosinophilic pneumonia，**実践編① Case1**参照）とは異なる病態である．

3）その後の治療

ステロイド薬が有効であり，本症例でもプレドニゾロン 60mg/日から漸減し，陰影は消失し症状も改善した．なお，その後気管支喘息の症状が発現してステロイド吸入療法を継続している．

> **Memo**
> **CEPとAEP：CEP**は，比較的若年者に多く，亜急性の呼吸困難や咳嗽がアレルギー歴のある人に起こる．末梢血好酸球増多，BALF中好酸球増多，RNPEなどが特徴である．
> **AEP**は，さらに若年の人に多く，数日程度の急性経過の呼吸困難，発熱，咳嗽などが喫煙のあとに起こることが多い．末梢血の好酸球は初期には増加していない．無治療で経過するとあとから増加してくる．BALF中の好酸球は増加している．胸部X線画像所見は，広義間質性陰影であり，線状陰影（とくにKerley's B lineなど），索状陰影，すりガラス状陰影などが主体となる．
> CEPもAEPも，ステロイド治療によく反応する．

診断の決め手！
・若年で喘息の既往のある女性の息切れ．末梢血好酸球増多
・胸部X線画像で特徴的なRNPE像
・BALFで好酸球増多（25%以上）

実践編：③ 息切れ，呼吸困難を主訴とする症例

Case3 息切れを訴える65歳男性

病　歴

症　例：65歳　男性

既往歴：右肩関節周囲炎

喫煙歴：以前は10本／日×5年間

飲酒歴：機会飲酒程度

現病歴：この1年間，毎朝喀痰が少しづつ出るようになった．5月初めから咳嗽，喀痰（茶色）および37.5℃程度までの発熱が出現し，同時に息切れ（H-JⅡ度）が出現してきた．近医にてクラリスロマイシン（クラリシッド®），テオフィリン（スロービッド®），咳止め，アンブロキソール塩酸塩（ムコソルバン®）などを処方されたが改善せず，5月14日に両下肺野の異常陰影を指摘されて，外来受診した

身体所見：身長163cm，体重51kg．右下背側にわずかに断続性ラ音を聴取した

検査所見：血算生化学；白血球数 10,700/μL，CRP 1.90mg/dLとわずかに炎症所見あり．LD 294IU/L（＜220），KL-6 2,980U/mL（＜500），CEA 9.2ng/mLとおのおの高値であった．肺活量3.74L（112.9%），1秒率83.5%，%Dlco 77.3%．動脈血ガス；pH 7.38，PaCO$_2$ 42.7torr，PaO$_2$ 70.6torr

問題

Q1：胸部X線像（図1），胸部CT像（図2）の所見と診断は？
Q2：診断確定のためのプロセスは？
Q3：治療は？

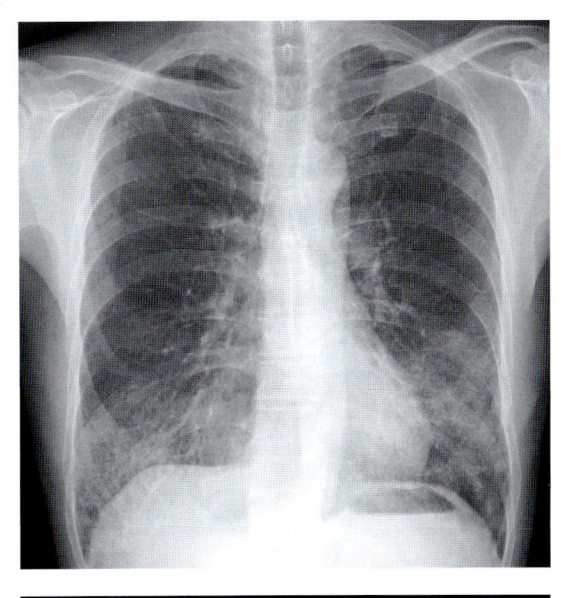

図1 ● 初診時 胸部X線像

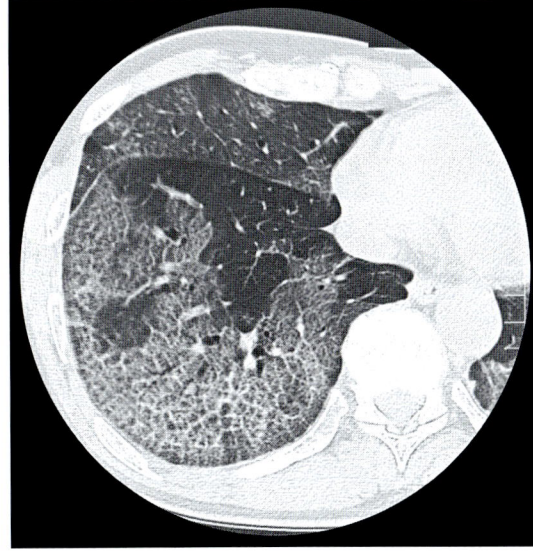

図2 ● 初診時 胸部CT像

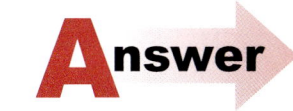

> **答え**
>
> A1：図3では両側下肺野に広範にすりガラス状陰影が認められる（→）．図4では陰影は汎小葉性に広がり，典型的な小葉内網状陰影を呈している（→）．特発性肺胞蛋白症．
>
> A2：気管支鏡検査を行い，BALFが"米のとぎ汁様"に白濁することや，PAS染色陽性の粒子，泡沫化したマクロファージなどをみれば，ほぼ診断は確定的である．さらに，TBLB（経気管支肺生検）で診断は確定する．
>
> A3：軽症であれば経過観察のみで自然寛解することもあるが，広範で有症状であるため，気管支鏡下の区域洗浄，全肺洗浄を行う．GM-CSFの吸入療法（保険適用外）が有用である．

診断：典型的な広範な小葉内網状陰影を呈した特発性肺胞蛋白症の1例

■ 解 説

1）読影のチェックポイント

「い」の字を用いて，両側下肺野の広範なすりガラス状陰影をチェックする．

2）所見と診断

肺胞蛋白症（pulmonary alveolar proteinosis：PAP）は気腔内にサーファクタントに類似したPAS（periodic acid-Schiff）染色陽性のタンパク質と脂質に富む物質が充満する．PAPは先天性，後天性に分類され，後天性は特発性と二次性（血液悪性疾患，感染症，粉塵吸入に伴うもの）に分けられる．**特発性PAPは全体の90%**を占め，軽度でも粉塵吸入歴のあるものが多い．**特発性PAPの原因は抗GM-CSF自己抗体によるGM-CSF産生障害による**ものであり，現在ではGM-CSFの吸入療法の有効性が確立されている．特発性PAPは最近は自己免疫性

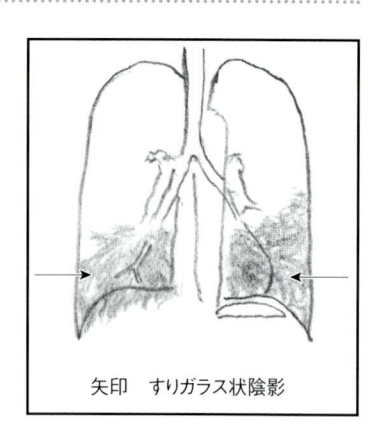

矢印　すりガラス状陰影

図3●初診時 胸部X線像

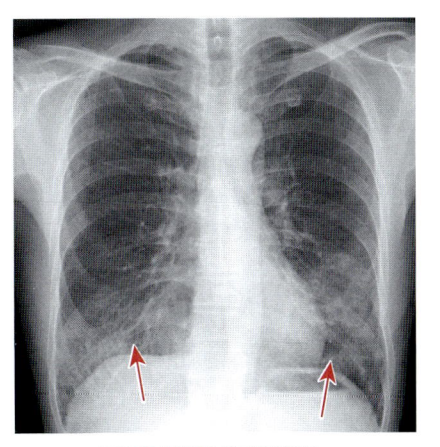

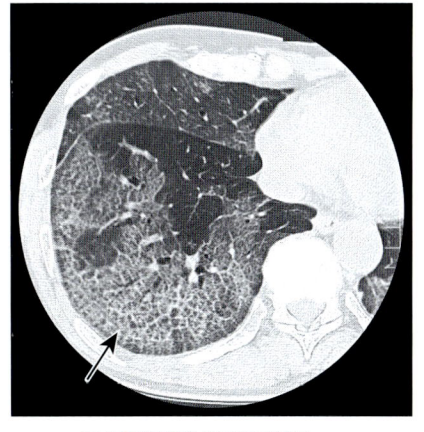

図4●初診時 胸部CT線像

PAPともいわれている．血中の抗GM-CSF自己抗体が陽性となる．LD，KL-6，CEAなどの高値例が多い．

胸部CT所見は小葉内網状陰影（crazy-paving，図4→）が特徴的であり本症例でも認められる．一般に陰影が広範でなければ症状は軽度のものが多く，PaO_2が70torr以上で無症状であれば自然改善を待って無治療とされるが，本症例のように息切れ，咳，痰などの症状があれば，治療の適応となる．まず区域洗浄を行うが，局所麻酔下で1回に温生食50〜100mLを注入，回収し，回収液が清明になるまで5〜10回くり返す．全身麻酔下で全肺洗浄を行う場合もある．原理的にGM-CSF吸入療法の有効性は高い．本症例もこの治療法で改善した．

> ### Memo
>
> **crazy-paving（appearance）**：メロンの皮様の本症例のCT像（図4）では典型的なcrazy-paving（appearance）がみられる．この所見は，当初肺胞蛋白症に特徴的なものといわれていたが，最近では多くの肺感染症でも観察されることがわかってきた．小葉内網状陰影（intralobular reticular shadow）と日本では呼ばれ画像の本質をついているが，欧米では"crazy-paving"でないと通じない．

診断の決め手！

- 咳嗽，喀痰，息切れ．両側のすりガラス状陰影
- LD，KL-6，CEAの高値
- 胸部CT像でcrazy-paving appearanceあり
- BALFが米のとぎ汁様に白濁している

実践編：③ 息切れ，呼吸困難を主訴とする症例

Case4 呼吸困難を訴える34歳女性

病 歴

症 例：34歳　女性

病 歴：31歳よりHugh-JonesⅡ度の労作時呼吸困難感を自覚するも検診時の胸部X線像では異常を指摘されなかった．33歳より呼吸困難感が増強し，平地歩行でも呼吸困難が出現するようになり，34歳で外来受診した

既往歴：24歳 女性付属器炎，26歳 腎盂腎炎，妊娠出産歴なし

喫煙歴：1本／日×10年

身体所見：血圧 105/75mmHg，脈拍 85回/分・整，呼吸数 20回/分．心音・呼吸音に異常を認めず

検査所見：一般検査に異常はなく，炎症反応も陰性であった．VC 2.30L（%VC 81.9％），1秒率 31.3％（1秒量 0.7L），残気率 44.5％．動脈血ガス pH 7.386，PaO_2 87torr，$PaCO_2$ 41.5torr．6分間歩行距離は200mで，SpO_2は96％から84％へ低下した

問題

Q1：胸部X線像（図1）の所見は？
Q2：診断と次に行うべき検査は？
Q3：治療は？

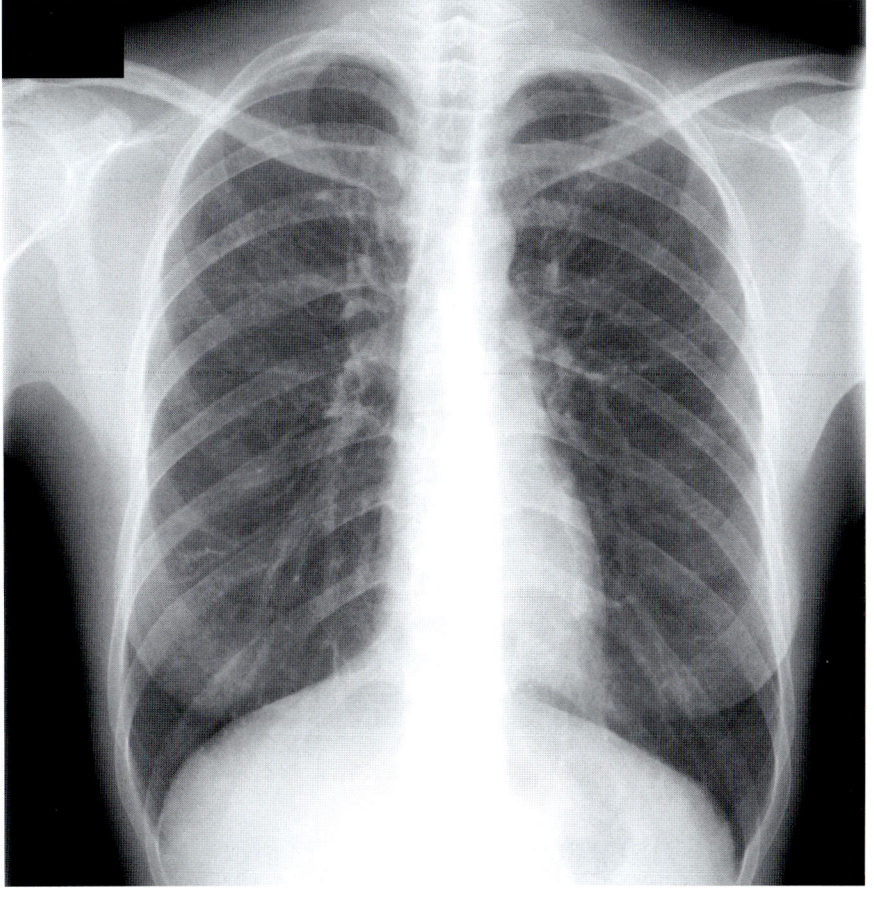

図1 ● 入院時 胸部X線像

実践編

③ 息切れ，呼吸困難

> **答え**
>
> A1：肺の過膨脹と透過性亢進所見（→）がある．よくみると，一部に輪状，網状陰影（→）を認める（図2）
>
> A2：肺リンパ脈管筋腫症を疑い，CTを撮像する．確定診断のためには外科的肺生検が必要である（図3, 4）
>
> A3：プロゲステロン製剤による治療を試みる．無効の場合や進行性の場合には肺移植を考慮する

診断：肺リンパ脈管筋腫症の1例

■ 解 説

1）読影のチェックポイント

「い」の字で読影する肺の過膨脹と透過性亢進を認める．一部に輪状網状陰影もみられる．

❶ 過膨張と透過性亢進所見
❷ 輪状，網状陰影

2）所見と診断

肺リンパ脈管筋腫症（lymphangiomyomatosis：LAM）は出産可能年齢の女性に好発し，進行性の囊胞性肺病変を主体とする疾病であり，肺移植適応疾患の1つとなっている．**若い女性であり，喫煙は少なく，進行性の息切れを認め，肺の過膨脹所見，肺機能での閉塞性換気障害と残気率の上昇から，LAMをまず第一に考える**．喫煙指数が大きければ肺気腫も鑑別にあがる．胸部CT像（図3, 4 →）では，薄壁囊胞が全肺野に認められる．

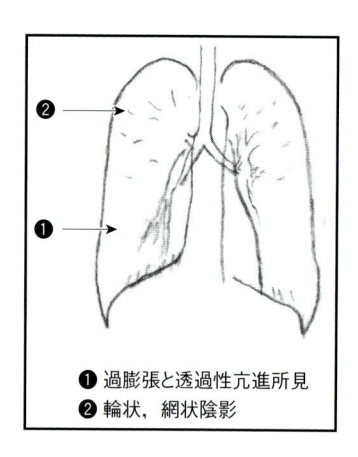

確定診断目的にて胸腔鏡下肺生検（VATS）を施行した．**肺表面には，いくら状囊胞形成**が広範に認められ，病理組織でLAMと確定診断された．

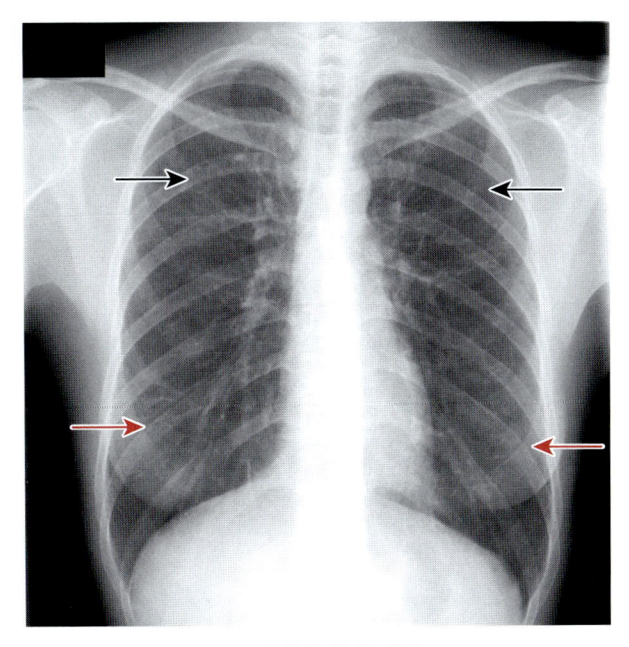

図2● 入院時 胸部X線像

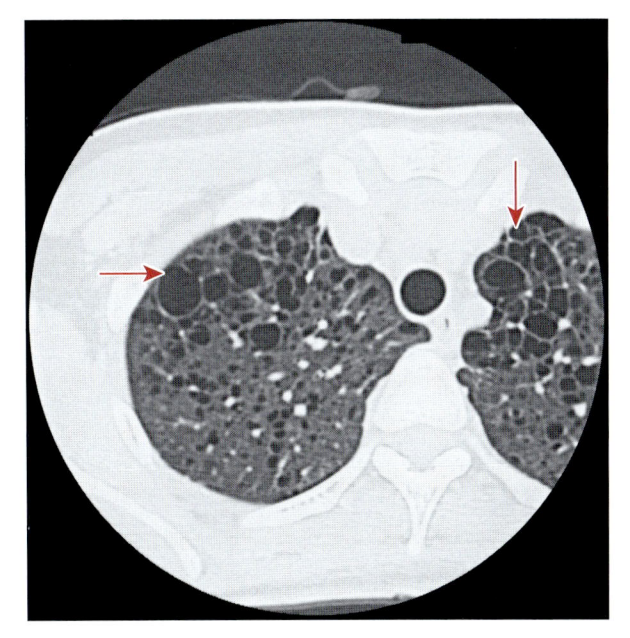

図3● 上肺野胸部CT像

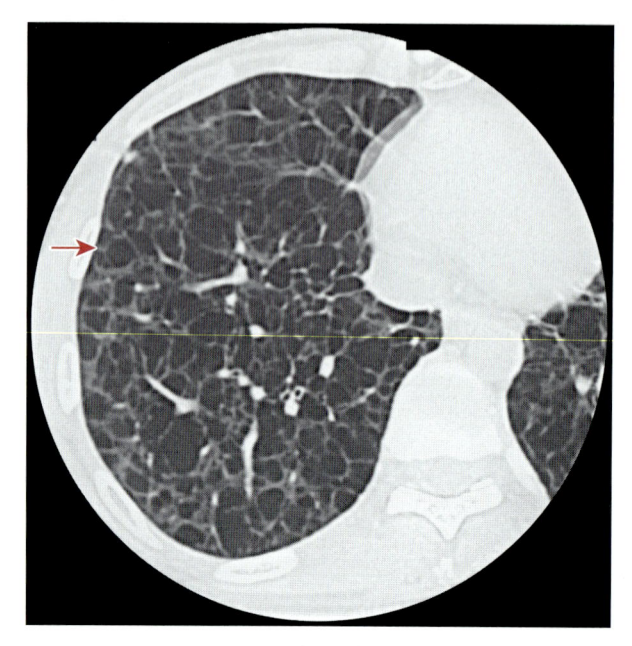

図4●下肺野胸部CT像

3）その後の治療

　　結節性硬化症を示唆する臨床症状および腎血管筋脂肪腫など他臓器病変はなく，肺病変単独例と考えられた．本症は女性ホルモン療法が有効と言われているが，有効例の多くは乳糜胸や胸腹水合併例であり，本症例ではMPA（medroxyprogesterone acetate：酢酸メドロキシプロゲステロン，ヒスロンH200®）の内服療法を施行したが無効であった．在宅酸素療法を導入したが呼吸不全は進行し，移植ネットワークに登録した．本症に対する肺移植は，海外では1983年に心肺同時移植として始まり，1988年以降は片肺移植を中心に積極的に施行されている．

4）その後の経過

　　薬物治療が無効であり，臓器移植ネットワークに登録した．登録後約2カ月という異例の早さで，脳死肺移植を受けることができた．左の片肺移植を受けたが，その後移植肺の気管支狭窄のために呼吸困難が改善されず，

初回の移植後1年未満で右側の再移植登録が行われた．その後約6年後に右の再移植が施行され，その後は改善してほとんど呼吸困難なく過ごされている．

> **Memo**
>
> **臓器移植について**：臓器移植法案は1997年10月に施行されたが，その後臓器提供に関する制約が他国にくらべて厳しいために移植数が伸びないとの指摘があり，2009年に改定された．肺移植はLAM，肺線維症，原発性肺高血圧症，閉塞性細気管支炎などでの移植が多い．
> 本症例で起こった移植後の気管支狭窄はまれな合併症である．移植後の晩期合併症として多いのは，①あらゆる種類の感染症，②慢性拒絶反応（閉塞性細気管支炎など），③免疫抑制剤の長期使用によって生じる悪性腫瘍などがある．晩期死亡の原因として一番多いのは閉塞性細気管支炎である．

診断の決め手！
- 若年女性の進行する呼吸困難．喫煙量少ない
- 肺野の過膨張と閉塞性換気障害．胸部CT像で薄壁嚢胞の多発
- 外科的肺生検でLAMの診断

主訴別にみる実践編掲載症例の一覧

症　例　（掲載頁）	
①発熱を主訴とする症例	
Case1　喫煙後に発熱，咳嗽が出現した18歳女性	(98)
Case2　発熱，咳嗽，急激な呼吸困難で来院した72歳男性	(104)
Case3　発熱と息切れを訴える41歳男性	(110)
Case4　発熱，呼吸困難を主訴とした39歳女性	(116)
Case5　発熱，呼吸困難，全身倦怠感を主訴とした49歳男性	(122)
Case6　全身倦怠感と発熱のみを訴える54歳男性	(128)
Case7　発熱を主訴とする19歳女性	(134)
②咳嗽，痰を主訴とする症例	
Case1　咳嗽と発熱を主訴とした41歳男性	(140)
Case2　3カ月続く咳嗽と血痰を主訴とした30歳女性	(146)
Case3　呼吸困難を伴った咳嗽，喀痰を主訴とした37歳男性	(152)
Case4　2カ月に及ぶ咳嗽と嗄声を主訴とした61歳男性	(158)
Case5　咳嗽と息切れを主訴とする56歳女性	(164)
Case6　咳嗽，息切れ，肺の多発性空洞陰影を呈する77歳女性	(170)
Case7　軽度の咳嗽と息切れを訴える64歳女性	(176)
Case8　空洞を伴う塊状陰影を呈する53歳男性	(182)
Case9　喀血を主訴とした20歳女性	(188)
③息切れ，呼吸困難を主訴とする症例	
Case1　腰背部痛，息切れを主訴とする72歳女性	(194)
Case2　息切れを主訴とした19歳女性	(200)
Case3　息切れを訴える65歳男性	(204)
Case4　呼吸困難を訴える34歳女性	(208)

主訴別にみる実践編掲載症例の一覧

発熱	咳嗽	血痰・痰	嗄声	喘鳴	呼吸困難	胸痛	眼症状	全身倦怠感
○	○				○			
○	○				○			
○					○			
○	○			○	○			
○	○				○			○
○								○
○	○	○						
○	○				○			
	○	○						
	○	○			○			
	○	○	○					
○	○				○			
	○				○		○	
	○				○			
○		○				○		
		○						
					○			○
					○			
		○			○			
					○			

215

● 略 語 一 覧 ●

AEP	acute eosinophilic pneumonia	急性好酸球性肺炎
AIP	acute interstitial pneumonia	急性間質性肺炎
AP window	aorto-pulmonic window	
ARDS	acute respiratory distress syndrome	急性呼吸促迫症候群
BALF	bronchoalveolar lavage fluid	気管支肺胞洗浄液
BRHP	bird related hypersensitivity pneumonitis	鳥関連過敏性肺炎
CEP	chronic eosinophilic pneumonia	慢性好酸球性肺炎
DAD	diffuse alveolar damage	びまん性肺胞障害
DIP	desquamative interstitial pneumonia	剥離性間質性肺炎
DLST	drug induced lymphocyte stimulation test	リンパ球刺激テスト
DPB	diffuse panbronchiolitis	びまん性汎細気管支炎
EBUS	endobronchial ultrasonography	超音波気管支鏡
IIPs	idiopathic interstitial pneumonias	特発性間質性肺炎
ILI	influenza like illness	
LAM	lymphangiomyomatosis	肺リンパ脈管筋腫症
LD	limited disease	
MPA	medroxyprogesterone acetate	酢酸メドロキシプロゲステロン
NSCLC	non small cell lung cancer	肺非小細胞癌
NSIP	non specific interstitial pneumonia	非特異性間質性肺炎
PA	particle agglutination	ゼラチン粒子凝集
PAP	pulmonary alveolar proteinosis	肺胞蛋白症
PCP	*Pneumocystis jirovecii* pneumonia	ニューモシスティス肺炎
PLA	percutaneous lung aspiration	肺吸引法
RS	respiratory syncytial	
SCLC	small cell lung cancer	肺小細胞癌
TBLB	transbronchial lung biopsy	経気管支肺生検
TBNA	transbronchial needle aspiration	経気管支吸引針生検
TTA	transtracheal aspiration	気管吸引法
UCTD	undifferentiated connective tissue disease	
UIP	usual interstitial pneumonia	通常型間質性肺炎
VATS	video-assisted thoracic surgery	ビデオ補助下胸腔鏡手術

索 引

※色字は本文中に解説があります

数字・欧文

Ⅲ度房室ブロック ……………… 172

A・B

acute eosinophilic pneumonia …… 106
acute interstitial pneumonia ……… 108
AEP ……………………………… 106
AIP ……………………………… 108
aorto-pherenic angle …………… 74
apical cap ……………………… 61
AP window ……………………… 34
BRHP …………………………… 168

C

cardiophrenic angle ……………… 54
CEP ……………………………… 202
CEPとAEP ……………………… 203
Chlamydia ……………………… 133
Chlamydia psittaci ……………… 132
Chlamydophila ………………… 133
chronic eosinophilic pneumonia … 202
cost-phrenic angle ……………… 42

crazy-paving …………………… 207
crazy-paving appearance … 133, 207

D

DAD ……………………………… 108
desquamative interstitial pneumonia
………………………………… 178
DiffQuik染色 …………………… 144
diffuse alveolar damage ………… 108
DIP ……………………………… 179
direct search …………………… 12
DLST …………………………… 115
DPB ……………………………… 156
drug-induced lymphocyte stimulation
test ………………………… 115

E～G

EBUS …………………………… 29
endobronchial ultrasonography …… 29
extrapleural sign ………………… 55
extrapulmonary sign …………… 55
global search …………………… 12
GM-CSF ………………………… 206

H・I

hemangioma …………………… 39
honeycombing ………………… 178
hyaline vascular (HV) type ……… 52
hyperostosis …………………… 61
idiopathic interstitial pneumonias … 108
IIPs ……………………………… 108

L〜N

LAM	210
LD	25
limited disease	25
lymphangioma	39
lymphangiomyomatosis	210
niveau	190
nonsmall cell lung cancer	21
non specific interstitial pneumonia	178
NSCLC	21
NSIP	178, **181**
NTM	139

P

PA	144
PAP	206
paratracheal line	15
particle agglutination	144
PCP	106, 114, 142
percutaneous lung aspiration	187
PLA	187
Pneumocystis jirovecii pneumonia	106, 112, 142
***Pneumocystis jirovecii*の名称**	**143**
pulmonary alveolar proteinosis	206

R

Rendu-Osler-Weber病	70
respiratory syncytial	119
RNPE	**202**
roentgenological negative pulmonary edema	202
RS	119

S

SCLC	21, 25
SCLCの進展度の表現	**25**
small cell lung cancer	21
ST合剤	145
sulfamethoxazole trimethoprin	145

T

TBLB	47, 101, 198
TBNA	29
temporal heterogeneity	180
temporally uniformity	180
tram line	118, **156**
transbronchial lung biopsy	47, 101
transbronchial needle aspiration	29
transtracheal aspiration	187
*Trichosporon*属真菌	168
TTA	187

U

UCTD	**181**
UIP	178
undifferentiated connective tissue disease	**181**
usual interstitial pneumonia	178

※色字は本文中に解説があります

和 文

あ 行

アレルギー性の機序	115
いくら状囊胞形成	210
遺伝性出血性毛細血管拡張症	70
陰影が「濃い」	37
インフルエンザ	127
右心横隔膜角	54
右傍気管線	20
エアブロンコグラム	148, 186

か 行

塊状影と浸潤影	58
下行大動脈	30
下肺静脈	84, 85
過敏性肺炎	168
癌の血行性肺転移	196
乾酪壊死	198
乾酪性肺炎	139
気管吸引法	187
気管支の拡張性変化	156
気管と食道の間	21
気管の透亮像	20
帰宅誘発試験	168
キャッスルマンリンパ腫	52
急性間質性肺炎	108, 114
急性好酸球性肺炎	101, 106
胸腔腎	74
胸骨後腔	77, 80, 82
胸腺腫	80
胸腺腫瘍	82
クラミジア	133
クラミジアの名称	133
クラミジア肺炎の自覚症状	133
クラミドフィラ	133
経気管支的吸引針生検	29
経気管支肺生検	47, 101
経気道的に末梢肺	168
結核症の治療	199
結核性肺炎	139
血管腫	39
結節状陰影の撒布	192
結節性陰影	45
嫌気性菌の検査	187
原発性肺癌	160
抗 Trichosporon 抗体	169
口腔内常在菌	186
抗結核薬表記の略語	151
抗酸菌塗抹	150
抗酸菌の検査	193
抗体診断	133
骨過形成	61
細かい粒状陰影	118
孤立性の空洞性陰影	161

さ 行

サービコトラチックサイン	66
細葉	166
嗄声	34
左右の肺尖	61
サルコイドーシス	172

219

自己免疫性PAP	206	前縦隔腫瘍	82
時相の一致	180	**臓器移植について**	**213**
質的診断	10	粟粒結核	45, 198
シャント率	71	粟粒結核症	196
シャント率の計算式	**72**	存在診断	10
腫瘍と下行大動脈	87		
腫瘍と心臓	87	**た 行**	
主葉裂	78	多発小結節状陰影	136
腫瘤状陰影	27	多発性の斑状すりガラス状陰影	178
上行大動脈	30	超音波気管支鏡	29
上大静脈	30	通常型間質性肺炎	178
上肺静脈	84	**特発性間質性肺炎**	**108**
上皮細胞肉芽腫	198	**トラムライン**	**118**, 156
小葉	166	**鳥関連過敏性肺炎**	**168**
小葉間隔壁	166		
小葉中心性	166	**な 行**	
小葉中心性陰影	196	夏型過敏性肺炎	168
小葉中心性の結節状陰影	192	夏型過敏性肺臓炎	168
小葉中心性粒状陰影	156, 168	ニボー	190
小葉内網状陰影	**133**, 206, 207	ニューモシスティス	142
小粒状陰影	45	ニューモシスティス肺炎	112
シルエットアウト	74, 75		
シルエットサイン陰性	87	**は 行**	
シルエットサイン陽性	87	肺吸引法	187
浸潤陰影	136	肺小細胞癌	21
心臓後腔	82	肺動静脈瘻	70, 71
心臓サルコイドーシス	**175**	肺動脈造影	71
心房細動	172	肺の過膨張所見	156
すりガラス状陰影	124	**肺非小細胞癌と肺小細胞癌**	**21**
脊椎カリエス	198	肺胞蛋白症	133, 206
前縦隔	82	肺リンパ脈管筋腫症	210

※色字は本文中に解説があります

索引

薄壁嚢胞	210
剥離性間質性肺炎	178
反回神経麻痺	**21**, 34
汎小葉性	206
汎小葉性陰影	126
汎小葉性すりガラス状陰影	126
左主気管支	15
左主肺動脈	15, 77, 84, 86
左上下葉間裂	78
左上葉気管支	15
左肺門	16
非定型抗酸菌症	139
非定型肺炎	**133**
非特異性間質性肺炎	178
ひとのはい	13
びまん性肺胞障害	**108**
びまん性粒状陰影	156
副葉裂	78
ブドウ膜炎	172
分岐状影	156
閉塞性障害	156
ペンタミジン	145
傍気管線	15, 50, 64
蜂巣肺	178
細い気管支壁の肥厚	118

ま行

マイコプラズマ感染症	**121**
マイコプラズマ抗体価	59
マイコプラズマ細気管支炎	119
マクロライドの少量長期投与	157
慢性好酸球性肺炎	**202**
慢性肺炎	139
慢性副鼻腔炎	155
右主気管支	15
右主肺動脈	77, 84, 85
右上中葉間裂	78
右上葉気管支	15, 77
右中下葉間裂	78
右中間気管支幹	15
右中間肺動脈	15, 23, 84, 86
右肺門	16

ら行

緑膿菌	156
輪状影	156
リンパ管腫	39
リンパ球刺激テスト	115
肋骨横隔膜角	42, 67

● **著者プロフィール**

山口 哲生 (Tetsuo Yamaguchi)
JR東京総合病院呼吸器内科部長・副院長

　1978年千葉大学医学部卒．関東圏内の複数の病院で呼吸器内科部門を設立してきた．胸部X線写真読影の指導は，大学時代には千葉市で，JR東京総合病院では渋谷区医師会や中野区医師会を中心に行なっている．長年，読影をどのように教えるべきかを考え続け，この「人のハイ（人の肺）読影法」に思い至った．厚生労働省「びまん性肺疾患に関する調査研究班」の研究協力者．日本サルコイドーシス／肉芽腫性疾患学会事務局長・副理事長として，同学会の発展につくしてきた．胸部単純X線写真の正しい読影技術を広めること，およびサルコイドーシス患者のためによりよい医療を行い，それを広めることをライフワークとしている．

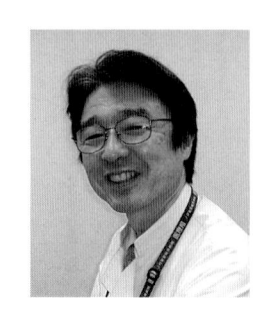

本書は，羊土社「レジデントノート "実践！画像診断Q&A-このサインを見落とすな"」に掲載された連載原稿に新規項目を追加して単行本化したものです．

見逃しなく読める！
胸部X線画像診断Q&A
「人の肺」読影法と症例演習

2010年6月20日 第1刷発行	著　者	山口哲生
	発行人	一戸裕子
	発行所	株式会社 羊土社
		〒 101-0052
		東京都千代田区神田小川町2-5-1
		TEL　03（5282）1211
		FAX　03（5282）1212
		E-mail　eigyo@yodosha.co.jp
		URL　http://www.yodosha.co.jp/
	装　幀	関原直子
ISBN978-4-7581-1171-3	印刷所	日経印刷株式会社

本書の複写にかかる複製，上映，譲渡，公衆送信（送信可能化を含む）の各権利は（株）羊土社が管理の委託を受けています．

JCOPY <（社）出版者著作権管理機構 委託出版物>
本書の無断複写は著作権法上での例外を除き禁じられています．複写される場合は，そのつど事前に，（社）出版者著作権管理機構（TEL 03-3513-6969，FAX 03-3513-6979，e-mail：info@jcopy.or.jp）の許諾を得てください．

羊土社おすすめ書籍

『正常画像と並べてわかる』
シリーズ　最新刊

正常画像と並べてわかる
胸部CT・MRI
ここが読影のポイント

編集／櫛橋民生，藤澤英文

大好評「並べてわかるシリーズ」に胸部CT・MRIがついに登場！正常画像と病変画像が見開きで並んでいるので，病変の見分け方が一目でわかります．

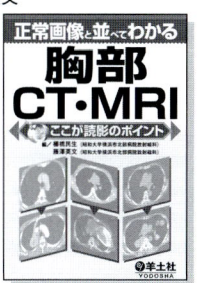

■ 定価（本体 3,200円＋税）　A6判
■ 310頁　　ISBN978-4-7581-1169-0

救急・当直で必ず役立つ！
骨折の画像診断

全身の骨折分類のシェーマと症例写真でわかる読影のポイント

編集／福田国彦，丸毛啓史

全身50種類以上の代表的な骨折を網羅し，骨折分類のシェーマと豊富な症例写真で読影のポイントがよくわかる！さらに，全身の部位ごとに基本的な撮像方法と正常解剖も掲載．

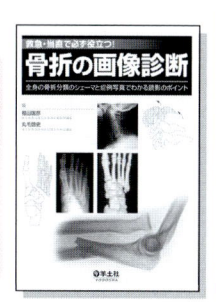

■ 定価（本体 5,000円＋税）　B5判
■ 268頁　　ISBN 978-4-7581-1168-3

カラー図解
一般検査
ポケットマニュアル
必須検査の進めかたと見かた

監修／伊藤機一，高橋勝幸
編集／菊池春人，矢内　充，油野友二

頻度の高い検査の進め方と解釈について，現場で必要なポイントをポケットサイズにまとめました．カラー写真満載の誌面で，医師・臨床検査技師ともに役立てていただけます．

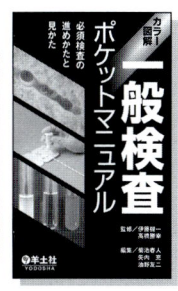

■ 定価（本体3,300円＋税）　B6変型判
■ 246頁　　ISBN978-4-7581-0661-3

カラー写真で必ずわかる！
消化器内視鏡
改訂版

適切な検査・治療のための手技とコツ

著／中島寛隆，長浜隆司，幸田隆彦，浅原新吾，山本栄篤

豊富なカラー写真とイラストで好評の書籍が改訂！付録の動画も多数追加され，より実用的になりました．内視鏡の手技を身につけたい初心者の方にオススメの一冊です．

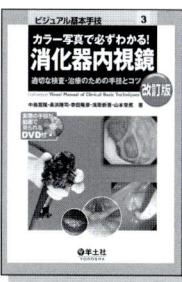

■ 定価（本体6,200円＋税）　A4判＋DVD
■ 247頁　　ISBN978-4-89706-348-5

発行　羊土社　YODOSHA　　〒101-0052 東京都千代田区神田小川町2-5-1　　TEL 03(5282)1211　　FAX 03(5282)1212
E-mail：eigyo@yodosha.co.jp
URL：http://www.yodosha.co.jp/

ご注文は最寄りの書店，または小社営業部まで

羊土社おすすめ書籍

プライマリケアと救急を中心とした総合誌
レジデントノート

便利な年間購読のご案内

| 月刊のみ（通常号12冊） | : | 25,200円（税込） |
| 月刊＋増刊（通常号12冊＋増刊号4冊） | : | 41,580円（税込）※国内送料弊社負担 |

研修医から指導医まで
日常診療を徹底サポート！

月刊 月刊 毎月1日発行 B5判
定価（本体2,000円＋税）

増刊 増刊 年4冊発行 B5判
定価（本体3,900円＋税）

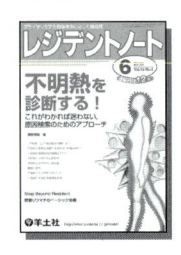

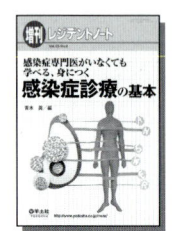

臨床研修でまずはじめに困ることをとりあげ
豊富な図表で基本から丁寧に解説！
進路情報などすぐに使える内容が満載！

月刊誌のわかりやすさをそのままに，
1つのテーマをより広く，より深く解説！

輸液ができる、好きになる

考え方がわかるQ&Aと
処方計算ツールで実践力アップ

著／今井裕一

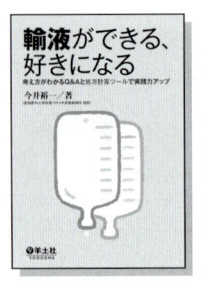

即戦力の知識とツールを凝縮！Q&A，無料で使える自動計算ソフト，応用力を磨く演習問題で，複雑な計算式を覚えなくとも適切な輸液処方を行えるようになります．

■ 定価（本体3,200円＋税） ■ A5判
■ 254頁 ■ ISBN978-4-7581-0691-7

困りがちな
あんな場面こんな場面での
身体診察のコツ

企画／ジェネラリストのこれからを考える会
編集／大西弘高

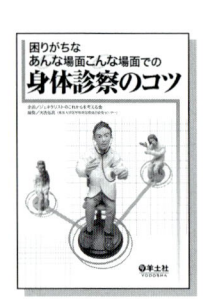

普段，見よう見まねで行っている身体診察，でも実は困ってしまうことがある…そんな事例が満載！上級医ならではのコツを学んで，一歩先を目指したい若手医師にオススメ！

■ 定価（本体3,400円＋税） ■ A5判
■ 173頁 ■ ISBN978-4-7581-0690-0

発行 **羊土社 YODOSHA**
〒101-0052 東京都千代田区神田小川町2-5-1　TEL 03(5282)1211　FAX 03(5282)1212
E-mail：eigyo@yodosha.co.jp
URL：http://www.yodosha.co.jp/

ご注文は最寄りの書店，または小社営業部まで